器官·疾病比较图谱

神经退行性疾病比较图谱

主 编 王廷华 商慧芳 白 雪 熊柳林

科学出版社
北 京

内 容 简 介

本书系"器官·疾病比较图谱"中的一个分册，包括阿尔茨海默病和帕金森病两种神经退行性疾病。阿尔茨海默病介绍鼠、树鼩和人的大脑解剖学、大脑组织学和影像学。帕金森病介绍黑质和纹状体解剖学、组织学和影像学及动物模型的建立。

本书以图为主，配以适量文字，形象、直观，可供临床医生、医学或动物学科研究和教学人员参考。

图书在版编目（CIP）数据

神经退行性疾病比较图谱 / 王廷华等主编 . —北京：科学出版社，2019

（器官·疾病比较图谱）

ISBN 978-7-03-059452-5

Ⅰ . ①神… Ⅱ . ①王… Ⅲ . ①大脑－人体解剖学－图谱 Ⅳ . ① R322.8-64

中国版本图书馆CIP数据核字（2018）第255415号

责任编辑：牟宜平　沈红芬 / 责任校对：张小霞
责任印制：赵　博 / 封面设计：黄华斌

科学出版社 出版

北京东黄城根北街16号
邮政编码：100717
http://www.sciencep.com

三河市春园印刷有限公司 印刷
科学出版社发行　各地新华书店经销

*

2019年1月第 一 版　开本：787×1092　1/16
2019年1月第一次印刷　印张：9 1/4
字数：220 000

定价：98.00元

（如有印装质量问题，我社负责调换）

"器官·疾病比较图谱"编审委员会

白　雪	西南医科大学附属中医医院	教授	硕导
陈向东	华中科技大学同济医学院附属协和医院	教授	博导
邰发宝	四川大学华西医院	教授	博导
郭西良	安徽省第二人民医院	教授	硕导
胡建昆	四川大学华西医院	教授	博导
胡明道	昆明医科大学第二附属医院	教授	博导
胡侦明	重庆医科大学附属第一医院	教授	硕导
李利华	昆明医科大学	教授	博导
李天晴	昆明理工大学	教授	博导
李为民	四川大学华西医院	教授	博导
李云庆	空军军医大学	教授	博导
刘　佳	昆明军医大学	教授	博导
刘　坚	云南师范大学	教授	博导
刘　进	四川大学华西医院	教授	博导
刘　庆	西南医科大学附属中医医院	教授	硕导
商慧芳	四川大学华西医院	教授	博导
苏　平	昆明医科大学附属甘美医院	教授	硕导
田恒力	上海交通大学附属第六人民医院	教授	博导
王昆华	昆明医科大学第一附属医院	教授	博导
王廷华	四川大学华西医院/昆明医科大学	教授	博导
徐建国	四川大学华西医院	教授	博导
杨思进	西南医科大学附属中医医院	教授	博导
游　潮	四川大学华西医院	教授	博导
余化霖	昆明医科大学第一附属医院	教授	博导
张云辉	云南省第一人民医院	教授	博导
Leong Seng Kee	新加坡国立大学	教授	博导
Su Liu	美国霍普金斯大学医学院	教授	硕导
Jean Philippe Merlio	法国波尔多第二大学	教授	博导
Xin-Fu Zhou	澳大利亚南澳大学	教授	博导

《神经退行性疾病比较图谱》编写人员

主　编　王廷华　商慧芳　白　雪　熊柳林
副主编　沈　勤　习杨彦彬　朱高红　赵晓明　黄　金
编　者（按姓氏汉语拼音排序）

鲍天昊[1]	白　雪[2]	陈　娟[3,11]	陈雪梅[3]	陈雪平[3]	但齐琴[3]
丁　雨[3]	段霞光[4]	冯成涛[5]	冯睿琦[1]	付景云[5]	郭丽萍[1]
韩　菲[1]	郝春光[6]	何秀英[3]	洪仕君[2]	侯炎冰[3]	黄　金[5]
黄　强[3]	江　亚[7]	姜焰凌[7]	金　源[7]	角林玫[5]	李　超[1]
李翠雲[7]	李春雨[3]	李慧芳[3]	李启正[5]	李树鹏[5]	刘　佳[7]
刘　庆[5]	鲁　毅[5]	马　莉[1]	马　征[7]	马建敏[1]	牛瑞泽[7]
庞江霞[6]	邱宁杰[1]	商慧芳[3]	沈　勤[7]	史丽娜[1]	王　棣[3]
王　雪[7]	王　艳[3]	王宝军[6]	王廷华[3,7]	王洋洋[3]	吴　英[3]
伍　力[1]	伍　星[1]	习杨彦彬[7]	夏庆杰[3]	辛茂江[1]	邢如新[8]
熊柳林[3]	徐　婧[5]	禤婷婷[1]	薛璐璐[7]	严志文[9]	杨　浩[7]
杨洪文[5]	杨联勇[1]	杨霄彦[4]	余发春[1]	余青雨[7]	张　忆[3]
张志坚[4]	赵华君[1]	赵晓明[10]	朱　敏[1]	朱高红[5]	邹　宇[3]

编者单位

1. 云南省精神病医院
2. 西南医科大学附属中医医院
3. 四川大学华西医院
4. 内蒙古医科大学第三附属医院
5. 昆明医科大学第一附属医院
6. 内蒙古包头市中心医院
7. 昆明医科大学
8. 浙江大学第四附属医院
9. 昆明医科大学海源学院
10. 四川大学
11. 上海市浦东新区人民医院

前　言

随着医学科学和生物技术的发展，神经退行性疾病的防治日益受到重视。神经退行性疾病是一种中老年人常见的神经系统变性疾病，主要是由大脑和脊髓神经元不明原因的退变或丧失所致。神经退行性疾病常伴有大量脱髓鞘改变，并伴神经行为异常。本书构筑围绕神经退行性疾病的基础与临床交叉比较图谱，加强神经退行性疾病从解剖学、组织学、病理学到临床影像学等知识融合，为临床和基础科研人员提供转化医学知识与指导。本书主要聚焦两种神经退行性疾病：一是阿尔茨海默病（Alzheimer's disease，AD），为一种病因未明、隐匿起病、进行性发展的以记忆障碍、失语、失用、失认、视空间技能损害、执行功能障碍及人格和行为改变等全面性痴呆表现为特征的神经系统退行性疾病；二是帕金森病（Parkinson's disease，PD），以运动迟缓、肌强直及静止性震颤等运动症状为核心临床特征。

本书全面阐述健康状态与阿尔茨海默病、帕金森病疾病状态下脑相关区域的解剖学、组织学、病理学、影像学特征，同时提供大鼠、树鼩等实验动物阿尔茨海默病和帕金森病模型的相关资料，以利于临床与基础互动比较；既能让临床学习者了解到阿尔茨海默病和帕金森病动物模型的解剖学、组织学、病理学、影像学等内容，同时也可以查看到临床脑退行性疾病状态下海马、纹状体等重要结构的变化及相关特征，充分体现了器官疾病比较理念，为广大医学工作者、生物医学研究人员及高年级医学生提供参考。

编　者
2018 年 10 月

目　　录

第一篇　阿尔茨海默病

第一章　概论 ………………………………………………………………………………… 2

第二章　大脑解剖学 …………………………………………………………………………… 7
　　第一节　鼠、树鼩和人的大脑整体观 …………………………………………………… 7
　　第二节　鼠、树鼩和人的海马解剖学 …………………………………………………… 12
　　第三节　鼠、树鼩和人的丘脑解剖学 …………………………………………………… 15

第三章　大脑组织学 …………………………………………………………………………… 19
　　第一节　大鼠、树鼩和人的海马组织学 ………………………………………………… 19
　　第二节　大鼠、树鼩和人的丘脑组织学 ………………………………………………… 30

第四章　影像学 ………………………………………………………………………………… 37
　　第一节　阿尔茨海默病树鼩的影像学检查 ……………………………………………… 37
　　第二节　大鼠头颅冠状位、轴位和矢状位 MRI 表现 …………………………………… 39
　　第三节　树鼩头颅冠状位、轴位和矢状位 MRI 表现 …………………………………… 49
　　第四节　人脑部横断面、矢状面和冠状面 MRI 表现 …………………………………… 54
　　第五节　健康小鼠和阿尔茨海默病转基因小鼠 PET-CT 表现 ………………………… 63
　　第六节　阿尔茨海默病患者 MRI 病例分析 ……………………………………………… 64
　　第七节　阿尔茨海默病患者 PET 病例分析 ……………………………………………… 81

第二篇　帕金森病

第五章　概论 ………………………………………………………………………………… 90

第六章　黑质和纹状体解剖学 ………………………………………………………………… 92
　　第一节　大鼠、树鼩和人的黑质解剖学 ………………………………………………… 92
　　第二节　大鼠、树鼩和人的纹状体解剖学 ……………………………………………… 95

第七章　黑质和纹状体组织学 ………………………………………………………………… 100
　　第一节　大鼠、树鼩和人的黑质组织学 ………………………………………………… 100
　　第二节　大鼠、树鼩和人的纹状体组织学 ……………………………………………… 105

第八章　影像学 111
　　第一节　帕金森病患者磁共振病例分析 111
　　第二节　帕金森病患者CT病例分析 123
　　第三节　帕金森病患者PET-CT病例分析 132
第九章　动物模型的建立 136
参考文献 140

第一篇

阿尔茨海默病

第一章 概 论

阿尔茨海默病（Alzheimer's disease，AD）是一种伴随年龄增长出现的慢性神经衰退性老年痴呆症，占痴呆病因的 60%～70%，临床早期患者表现为渐进性记忆障碍，逐渐出现其他认知领域如语言功能、视空间功能、推理判断能力、人格或行为的改变，并影响患者的日常生活能力，最终发展到全面性痴呆和生活自理能力完全丧失。随着人口老龄化的发展，阿尔茨海默病患者人数与日俱增，给无数家庭带来沉重负担，并严重影响患者的生命质量。尽管有许多学者对阿尔茨海默病的发病机制、诊断和治疗进行了大量研究，但目前还没有找到有效减缓、治疗阿尔茨海默病的药物和手段。基于上述原因，通过阿尔茨海默病动物模型来观察大脑认知功能、淀粉样斑块和神经原纤维缠结等变化以研究阿尔茨海默病发病机制，并从解剖学、组织学、病理学、影像学、电生理、诊疗等方面认识阿尔茨海默病，意义重大。本书在介绍阿尔茨海默病解剖学、组织学和病理学基本信息的基础上提供了大量临床影像图片。

一、阿尔茨海默病的发病机制

自定义阿尔茨海默病百余年来，其发病机制众说纷纭，目前占主导地位的学说有 Aβ 毒性假说、微管相关蛋白 -Tau 蛋白功能异常假说、血管因素假说和基因突变假说等。

1. Aβ 毒性假说

Aβ 毒性假说是目前 AD 致病机制中占主导地位的学说。Aβ 是由淀粉样前体蛋白（APP）体内代谢生成的含有 39～43 个氨基酸残基的蛋白组成。APP 是一种高度表达于脑组织的跨膜蛋白，其酶切有两种不同的途径，即非淀粉样途径和淀粉样途径。生理状态下机体主要通过非淀粉样途径（经 α 和 γ 分泌酶）将 APP 水解，产生有益的神经营养物质，但不产生 Aβ；而在病理状态下，APP 则主要通过淀粉样途径，在 β 和 γ 分泌酶的作用下生成具有神经毒性的 Aβ40 和 Aβ42，其中 Aβ42 易于形成具有 AD 特征的致密纤维状神经炎斑块，通常认为其神经毒性更强。而有研究发现 γ 分泌酶在 Aβ 产生过程中发挥着重要作用，决定了 Aβ42 的比例。如研究发现 γ 分泌酶的重要催化亚基编码基因早老素 -1（Presenilin，PS-1）的突变可导致显著的 Aβ 沉积，进而引发家族性 AD。目前关于 Aβ 的主要致病机制包括以下几点：① Aβ 蛋白自身清除和降解代谢障碍导致 Aβ 蛋白沉积而形成 Aβ 蛋白斑块，进而活化神经胶质细胞，释放细胞因子和炎症介质，产生炎症反应而导致神经元死亡；②Aβ沉积可引起线粒体损伤及氧化应激反应，导致细胞色素C的释放和半胱氨酸天冬氨酸蛋白酶的活化，从而启动神经元的凋亡过程，引起神经元死亡；③Aβ的生成和沉积可以对线粒体产生毒性作用和损伤，造成钙离子超载，激活钙调素依赖的蛋白激酶Ⅱ（CaMKⅡ），导致Tau过度磷酸化而使得微管蛋白无法正确组装，神经原纤维缠结形成，并进一步加剧了神经元的死亡。尽管大量研究证实Aβ的异常生成和沉积可能导致AD的发生，但是在2016年《科学转化医学》发表研究提出"β淀粉样蛋白是一种抗菌肽，它可以有效防止线虫、小鼠和人类神经元组织感染真菌和细菌"的学术观点引起广泛的关注。因而，关于Aβ在AD中的作用有待进一步研究证实。

2. 微管相关蛋白-Tau蛋白功能异常假说

微管相关蛋白-Tau蛋白基因位于第17号染色体，Tau蛋白基因通过mRNA的选择性切割可编码出6种长短不同的Tau蛋白异构体，这些异构体由352～441个氨基酸残基组成，分子量37～46kDa，主要分布于中枢和周围神经系统神经细胞的轴突中。Tau蛋白的主要生理功能是促进微管自聚集和稳定微管，这一点对于神经元胞内物质的运输至关重要。同时，一些研究显示Tau蛋白可能在神经元的信号转导上扮演重要的角色。在生理状态下，Tau蛋白经过不同的翻译后修饰，如磷酸化、糖基化、泛素化、硝基化来调节其功能。然而，异常的翻译后修饰可能导致神经元及轴突功能异常，甚至引发疾病，如在AD患者脑中，磷酸化的Tau蛋白是正常Tau蛋白的3～4倍，大量过度磷酸化的Tau蛋白形成神经原纤维缠结，沉积于AD患者脑中。据相关报道，AD患者脑中的神经原纤维缠结数量可以作为临床检测AD严重程度的一个重要指标。鉴于此，以Tau蛋白为靶点的药物研发受到广泛关注，目前主要的研究方向包括Tau蛋白聚集抑制剂及Tau蛋白过度磷酸化抑制剂等。

3. 血管因素假说

随着流行病学、神经影像学、病理学、药物治疗学及临床研究的进展，越来越多的证据提示血管因素在AD的发生发展中扮演着重要角色。目前研究显示主要存在以下几种可能的机制：①血脑屏障受损学说。如血管扭曲、室周静脉胶原病及血管淀粉样病变等均可使AD患者脑内新生血管生成能力降低、脑血流灌注减少、脑血管组织中内皮细胞功能减退及内皮依赖受损，造成血脑屏障功能异常。②由于血脑屏障功能缺失，可能会造成ApoE4、APP基因等表达的上调，造成Aβ含量的增高，从而致病。此点在动物试验中已有证明。另外，血脑屏障损伤还会使血管壁上结合Aβ的受体(如RAGE)增加，或者清除Aβ的受体(如LRP-1)减少，使脑内Aβ水平失衡，从而促进Aβ降解减少及生成增加，导致疾病的发生。③脑内Aβ的清除能力损害也会造成脑血管内皮细胞功能受到抑制，无法形成新的血管。

4. 基因突变假说

基因突变假说来自家族性 AD 的遗传性病例发现。有研究显示约 5% 的 AD 患者有家族史。引起常染色体显性遗传的 AD 主要是编码 β 淀粉样蛋白的 APP 基因和编码早老素 1 和 2 的基因（PS1 和 PS2 基因）突变。大多数 APP 基因的突变通常导致 Aβ42 表达的增加，也有少数突变并不增加 Aβ42，而是引起 Aβ42 和其他形式 Aβ 的比例，尤其是与 Aβ40 的比例改变。Apo E ε 4 是 AD 的风险基因，杂合突变增加 3 倍风险，纯合突变增加 15 倍风险；AD 另一风险基因 TREM2 的突变增加 3～5 倍的发病风险。

综上所述，AD 的发病机制主要有 Aβ 毒性学说、微管相关蛋白 -Tau 蛋白功能异常学说、血管因素学说及基因突变学说，而其发病机制可能涉及多种学说，且这其中可能存在着某种联系，具体机制尚有待进一步研究。

二、阿尔茨海默病诊断

由于阿尔茨海默病起病隐匿，即使脑内已有大量 Aβ 沉积，神经细胞退变丢失，患者仍可以无任何症状，但随着疾病不断发展，神经细胞死亡进一步加重，患者出现临床症状。此时再进行治疗效果已不理想。因此，关注和寻找阿尔茨海默病的诊断及防治方法仍迫在眉睫。

2011 年美国国立老龄研究院提出了新的痴呆诊断标准。新诊断指南将阿尔茨海默病分为 3 个阶段：①痴呆阶段；②轻度认知功能损害阶段；③临床前阶段。痴呆随着疾病进展，会逐渐加重，早期为轻度痴呆期，在发病第 1～3 年。表现为记忆减退，对近事遗忘突出；判断能力下降，患者不能对事件进行分析、思考、判断，难以处理复杂的问题；不能独立进行购物、处理经济事务等，社交困难；尽管仍能做些已熟悉的日常工作，但对新的事物却表现出茫然难解，情感淡漠，偶尔易激惹，常表现出多疑；出现时间定向障碍，对所处的场所和人物能做出定向，但对所处地理位置定向困难，复杂结构的视空间能力差；言语词汇少，命名困难。随后为中度痴呆期，在发病第 2～10 年。表现为远近记忆严重受损，简单结构的视空间能力下降，时间、地点定向障碍；在处理问题、辨别事物的相似点和差异点方面有严重损害；不能独立进行室外活动，在穿衣、个人卫生及保持个人仪表方面需要帮助；不能计算；出现各种神经症状，可见失语、失用和失认；情感由淡漠变为急躁不安，常不停走动，可见尿失禁。最后为重度痴呆期，在发病第 8～12 年。患者已经完全依赖照护者，记忆力严重丧失，仅存片段的记忆；日常生活不能自理，二便失禁，呈现缄默、肢体僵直状态，查体可见锥体束征阳性，有强握、摸索和吸吮等原始反射。最终昏迷，一般死于感染等并发症。

在阿尔茨海默病诊疗中，辅助检查特别是影像学检查很重要。辅助阿尔茨海默病诊断的影像学技术主要有磁共振成像（MRI）、磁共振波谱（MRS）、正电子发射计算机断层成像（PET-CT）、计算机断层成像（CT）等。海马是阿尔茨海默病主要病理损害部位，

MRI 检查显示双侧基底核、脑皮质及白质内多发性长 T_1、T_2 病灶，周围尚可见脑萎缩。MRI 图像可清楚区分脑灰质和白质，以海马萎缩作为阿尔茨海默病患者与健康老年人的区分指标，患者若无或仅有轻度 T_2WI 脑白质高信号时，则更倾向于诊断阿尔茨海默病。阿尔茨海默病患者双侧海马肌醇（MI）/肌酸和磷酸肌酸（CR）、N-乙酰天门冬氨酸（NAA）/CR、MI/NAA 及胆碱复合物（CHO）/CR 值与健康人比较，差异具有显著性，敏感性更高，这对阿尔茨海默病早期诊断起到关键作用，并且能对药物治疗效果及病理进程进行实时监测。脑 CT 检查可见脑皮质及白质内多发大小不等低密度梗死灶，皮质下白质或侧脑室旁白质广泛低密度区，患者第三脑室宽度、外侧裂宽度、额叶脑沟宽度、侧脑室宽度均增宽。脑部的扩散张量磁共振图像（DT-MRI）可以反映阿尔茨海默病患者脑部受损，用模式识别法将脑部 DT-MRI 图像中多个区域内的多个参数与阿尔茨海默病患者脑内主要损伤区域相联系。例如，与健康组比较，阿尔茨海默病组海马结构和胼胝体膝部的表观扩散系数较高，而各向异性分数较低。该方法尚处研究阶段，今后有望对阿尔茨海默病的评估增加一种辅助方法。

三、阿尔茨海默病治疗

目前，阿尔茨海默病的治疗药物主要分三大类，分别是针对神经递质的药物、针对 $β_1$ 淀粉样蛋白的药物及其他药物。针对胆碱能系统的阿尔茨海默病药物是通过胆碱酯酶抑制剂抑制乙酰胆碱分解，改善患者症状。至今，美国食品和药品管理局已批准 4 种胆碱酯酶抑制药用于治疗阿尔茨海默病，分别是他克林、多奈哌齐、利斯的明及加兰他敏。而针对 $β_1$ 淀粉样蛋白的药物有 E2069、MK-8931 等，主要通过提高 α 分泌酶活性增强 APP 正常代谢、抑制 β 和 γ 分泌酶活性以降低 APP 异常代谢引起的 Aβ 产生、抑制 Aβ 聚集及促进其清除来治疗阿尔茨海默病，其中还有包括利用免疫治疗的单克隆抗体。但目前许多该类药物均处于临床试验阶段，仍未通过审批上市。在阿尔茨海默病治疗的过程中，也发现一些其他药物对于缓解阿尔茨海默病症状有一定效果。银杏叶提取物有抗氧化作用，能抑制脂质过氧化反应，防止自由基对机体的一系列损伤，可以治疗阿尔茨海默病、提高患者的认知能力；其不良反应少，并可自行缓解消失。其他类抗氧化药物有单胺氧化酶抑制剂、维生素 E、维生素 C 及褪黑素等。尼伐地平、尼莫地平、氟桂利嗪等钙通道阻滞剂能减轻神经细胞内的钙离子超载导致的神经元凋亡或退行性变，从而延缓阿尔茨海默病的进展；其改善脑部代谢，能够保护神经元，促进对氨基酸、磷脂及葡萄糖的利用，最终起到增强神经系统功能的作用。脑代谢激活药对阿尔茨海默病治疗有一定效果；主要有脑神经肽如脑活素，麦角生物碱类如尼麦角林，γ-氨基丁酸（GABA）衍生物如吡拉西坦、茴拉西坦及吡硫醇、都可喜等。此外，神经保护药如丙戊茶碱、盐酸赖氨酸、扎利罗登等能够改善痴呆症状，延缓阿尔茨海默病进展。

目前对阿尔茨海默病的发病机制、诊断和治疗已经进行了大量研究，但多数研究都基于啮齿类动物，存在严重的平移缺陷，很难运用到临床。因此，探索和运用理想的动物模型进行相关机制研究是阿尔茨海默病研究中的重要内容，也是目前阿尔茨海默病基础研究中有待突破的难点。

现阶段，理想的标准化动物模型尚未建立，发展理想的标准化阿尔茨海默病实验动物模型非常必要。当前国内外较常用的阿尔茨海默病实验性动物模型主要为大鼠、小鼠和猴，以低等啮齿类的模型最为常见。大鼠以低廉的价格、易操作性和易控性等优势获得了广大研究者的青睐，被大量用于阿尔茨海默病发病机制和药物治疗的研究。但由于大鼠为低等啮齿类动物，用于模拟人类疾病无疑存在巨大差距，而且该类模型只能片面提供某一部分或某一时段疾病发生发展的状况，这些均是限制鼠类动物模型发展的瓶颈。因此，研究者们纷纷将目光转移到非人灵长类（NHP），如恒河猴、食蟹猴、狒狒、松鼠猴等。NHP由于在进化上的特殊地位，与人类神经生物学特性最为相似，成为老年医学特别是阿尔茨海默病研究的理想实验动物模型。研究显示，无论是自发模型还是诱发模型，NHP都较啮齿类更好地复制人类阿尔茨海默病的病变，而且NHP可以用于完成特定的与记忆有关的实验，用于评价认知能力、情绪行为等神经精神心理的变化，这也是啮齿类动物无法替代的。但是，由于猴类价格高昂，实验成本较高，且实验操作难度较大，不易获得。所以，NHP模型制作还不够完善，远远不能满足疾病研究的需求。因此，开发新的类NHP动物模型就显得尤为重要，其中树鼩作为较大鼠进化更高级的动物，近年备受重视。

下面的章节主要展示大鼠、转基因小鼠、树鼩和人的相关解剖学、组织学和影像学图片，其中树鼩、SD大鼠均由昆明医科大学实验动物中心提供，阿尔茨海默病转基因小鼠由苏州大学提供。阿尔茨海默病树鼩的动物模型是通过侧脑室注射（icv）Aβ1-40（剂量：8μl）建立。

第二章　大脑解剖学

　　海马和丘脑是大脑边缘系统中最重要的组成部分，通过与自主神经系统的联系，参与调节本能和情感行为，使自身生存和物种得到延续。海马在学习和记忆过程发挥着重要的作用，如果海马结构受损，则导致遗忘综合征。而来自全身各种感觉的传导通路（除嗅觉外），均在丘脑内更换神经元，投射到大脑皮质，对感觉进行粗略的分析与综合，若丘脑结构受损则导致感觉传导通路障碍。

第一节　鼠、树鼩和人的大脑整体观

鼠、树鼩和人的大脑整体观见图 1-2-1～图 1-2-6。

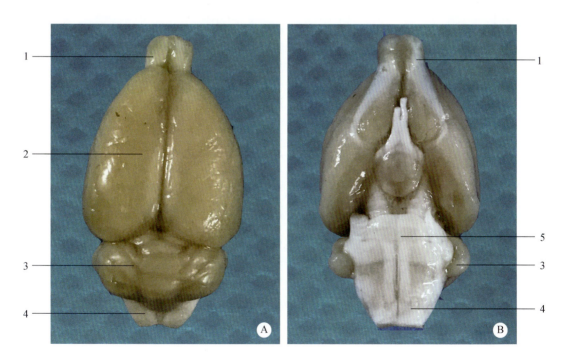

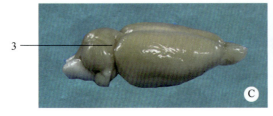
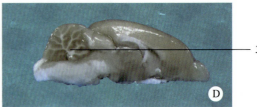

图 1-2-1　健康大鼠大脑整体观

A. 脑上面观；B. 脑底面观；C. 脑侧面观；D. 脑矢状面观
1. 嗅球 olfactory bulb
2. 皮质 cortex
3. 小脑 cerebellum
4. 延髓 medulla oblongata
5. 脑桥 pons

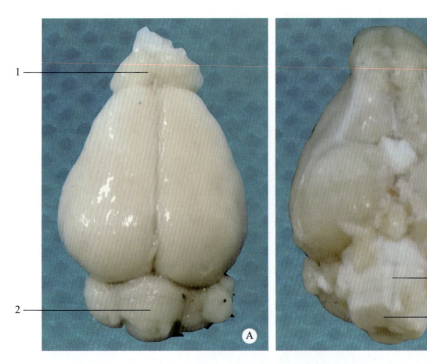

图 1-2-2　健康树鼩大脑整体观

A. 树鼩大脑上面观；B. 树鼩大脑底面观
1. 嗅球 olfactory bulb
2. 小脑 cerebellum
3. 脑桥 pons
4. 延髓 medulla oblongata
5. 颞叶 temporal lobe

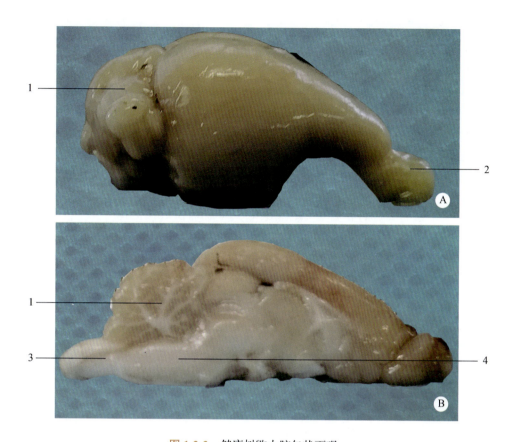

图 1-2-3　健康树鼩大脑矢状面观

A. 树鼩大脑侧面观；B. 树鼩大脑矢状面观

1. 小脑 cerebellum　　3. 延髓 medulla oblongata
2. 嗅球 olfactory bulb　4. 脑桥 pons

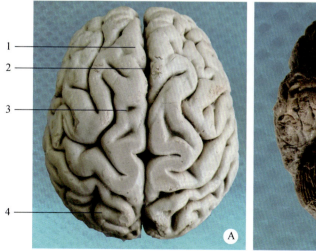
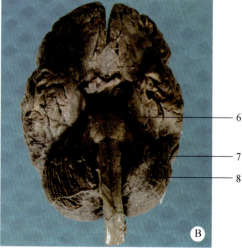

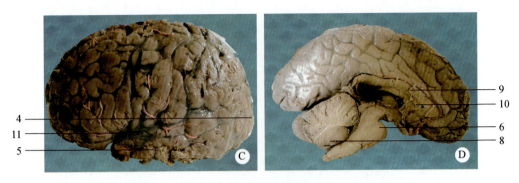

图 1-2-4 健康人大脑整体观

A. 大脑上面观；B. 大脑底面观；C. 大脑侧面观；D. 大脑矢状面观

1. 额叶 frontal lobe
2. 大脑纵裂 cerebral longitudinal fissure
3. 顶叶 parietal lobe
4. 枕叶 occipital lobe
5. 颞叶 temporal lobe
6. 脑桥 pons
7. 延髓 medulla oblongata
8. 小脑 cerebellum
9. 胼胝体 corpus callosum
10. 海马 hippocampus
11. 外侧沟 lateral sulcus

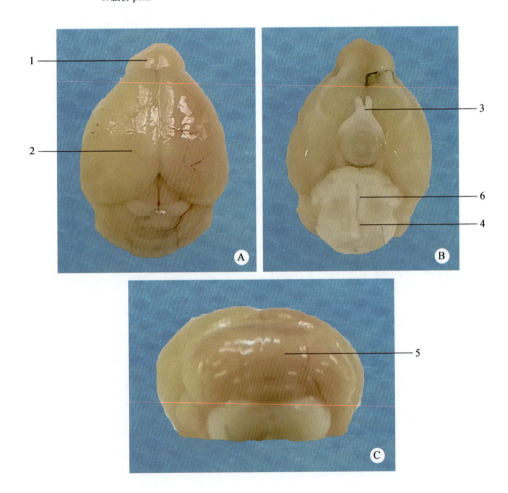

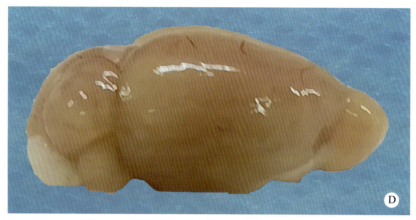

图 1-2-5 阿尔茨海默病转基因小鼠大脑整体观

A. 背侧面观；B. 腹侧面观；C. 后面观；D. 颞侧面观
1. 嗅球 olfactory bulb
2. 顶叶 parietal lobe
3. 视交叉 optic chiasma
4. 延髓 medulla oblongata
5. 小脑 cerebellum
6. 脑桥 pons

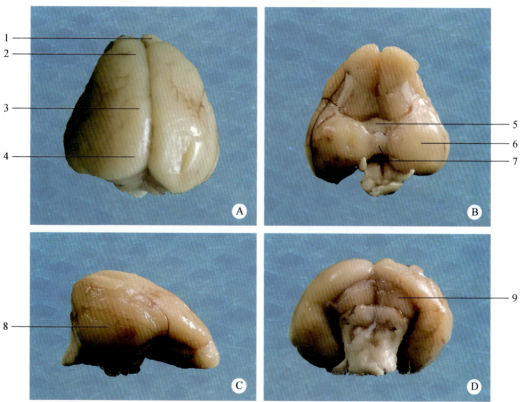

图 1-2-6 阿尔茨海默病树鼩大脑整体观

A. 背面观；B. 腹侧面观；C. 颞侧面观；D. 后面观
1. 嗅叶 olfactory lobe
2. 前额区 prefrontal region
3. 顶叶区 parietal region
4. 枕叶区 occipital region
5. 视交叉 optic chiasma
6. 梨状叶 pyriform lobe
7. 脑垂体 pituitary
8. 颞叶区 temporal region
9. 上丘 superior colliculus

第二节　鼠、树鼩和人的海马解剖学

海马位于大脑丘脑和内侧颞叶之间，常被视为侧脑室颞角的一个内侧凸起。根据细胞形态不同，海马分为海马回和齿状回（DG）两个部分。海马回包括 CA1、CA2、CA3 和 CA4 4 个区域。由于此部貌似海马，解剖学家 Giulio Cesare Aranzi 在 1564 年首先使用 hippocampus 一词来命名，因为此部位貌似海马。海马主要负责长时程记忆的存储、转换和定向等功能，在认识中发挥重要作用。成年大鼠的海马宽度约为 1.4cm，小弧度长约 7.64mm，大弧度长约 14.49mm，小弧角度约为 121°，大弧角度约为 162°。成年树鼩海马宽度约为 1.1cm，小弧度长约 9.1mm，大弧度长约 14.59mm，小弧角度约为 138°，大弧角度约为 144°。而成人的海马长度约 5cm，比树鼩及大鼠的各项指标均大许多。

鼠、树鼩和人的海马解剖学见图 1-2-7 ～图 1-2-11。

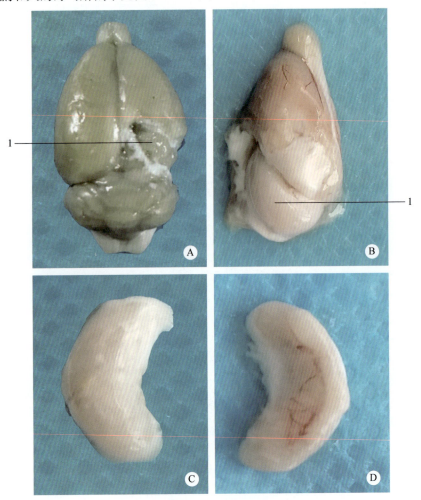

图 1-2-7　健康大鼠海马整体观

A. 多聚甲醛灌注后大鼠右侧海马；B. 未灌注大鼠脑腹侧面海马；C. 海马取出后上面观；D. 海马取出后下面观
1. 海马 hippocampus

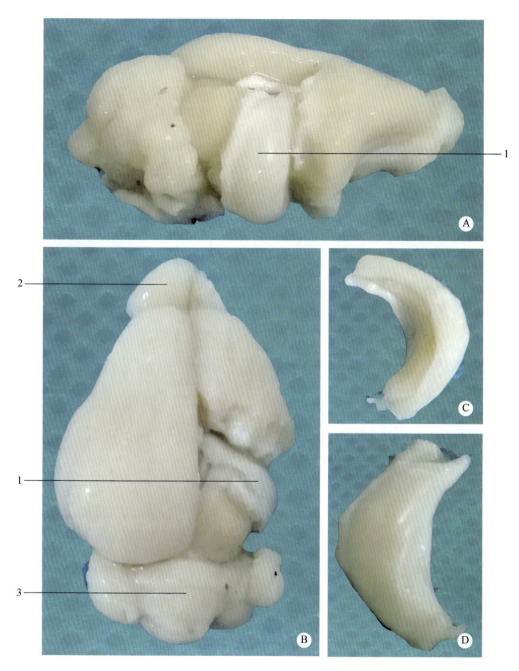

图 1-2-8 健康树鼩海马整体观

A.去掉右侧皮质暴露海马后侧面观；B.去掉右侧皮质暴露海马后上面观；C.树鼩右侧海马底面观；D.树鼩右侧海马正面观

1. 海马 hippocampus　　3. 小脑 cerebellum
2. 嗅球 olfactory bulb

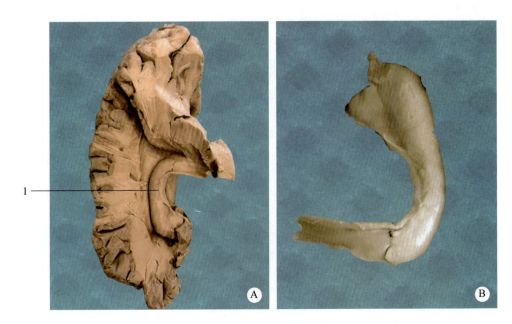

图 1-2-9　健康人的海马整体观
A. 右侧大脑海马；B. 取出后的海马
1. 海马 hippocampus

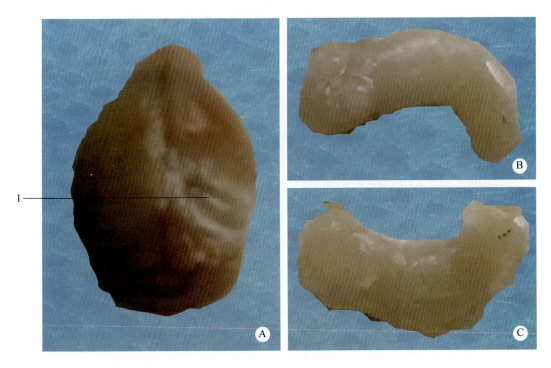

图 1-2-10　阿尔茨海默病转基因小鼠海马整体观
A. 右侧海马在大脑中的位置；B. 右侧海马背侧面观；C. 右侧海马腹侧面观
1. 海马 hippocampus

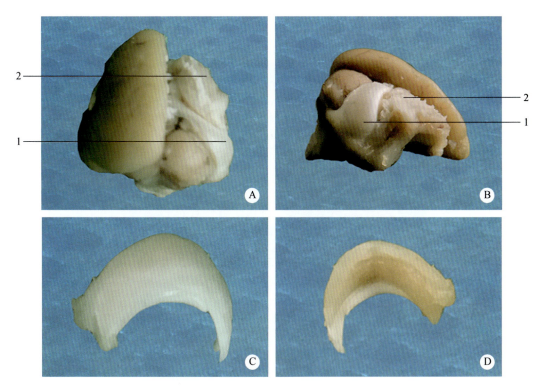

图 1-2-11　阿尔茨海默病树鼩海马整体观
A.大脑正面观；B.大脑颞侧面观；C.海马背侧面观；D.海马腹侧面观
1.海马 hippocampus　　2.纹状体 corpus striatum

第三节　鼠、树鼩和人的丘脑解剖学

丘脑又称背侧丘脑，是间脑中最大的卵圆形灰质核团，位于第三脑室的两侧，左、右丘脑借灰质团块相连。大脑皮质不发达的动物中丘脑是感觉的最高级中枢；在大脑皮质发达的动物，则是最重要的感觉传导接替站。来自全身各种感觉的传导通路（除嗅觉外），均在丘脑内更换神经元，然后投射到大脑皮质。在丘脑内只对感觉进行粗略的分析与综合，丘脑与下丘脑、纹状体之间有纤维互相联系，三者成为许多复杂的非条件反射的皮质下中枢。

大鼠、树鼩和人的丘脑解剖学见图 1-2-12～图 1-2-16。

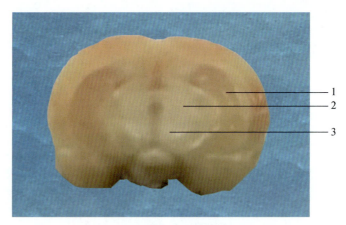

图 1-2-12　健康大鼠丘脑冠状面观

1. 海马 hippocampus　　3. 下丘脑 hypothalamus
2. 丘脑 thalamus

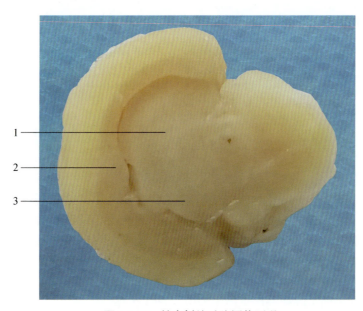

图 1-2-13　健康树鼩丘脑冠状面观

1. 丘脑 thalamus　　3. 下丘脑 hypothalamus
2. 海马 hippocampus

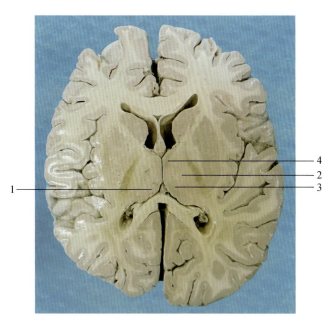

图 1-2-14　健康人的丘脑水平面观

1. 丘脑 thalamus
2. 丘脑外侧核群 lateral nuclear group of thalamus
3. 丘脑内侧核群 medial nuclear group of thalamus
4. 丘脑前核群 anterior nuclear group of thalamus

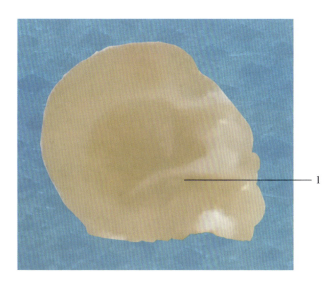

图 1-2-15　阿尔茨海默病转基因小鼠丘脑冠状面观

1. 丘脑 thalamus

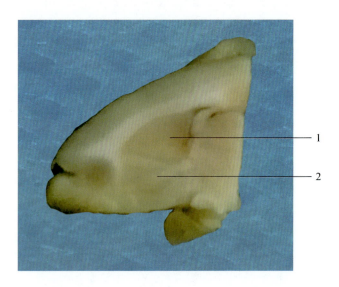

图 1-2-16 阿尔茨海默病树鼩丘脑矢状面观

1. 丘脑 thalamus　　2. 下丘脑 hypothalamus

第三章 大脑组织学

组织学染色图上将海马分成了3个基本层,即分子层、锥形细胞层及颗粒细胞层。分子层含有锥体细胞树突的终末分支和其他来源的神经纤维;锥形细胞层由大量的锥体细胞组成,是海马中的主要细胞,自胞体顶端发出顶树突朝向分子层,由于海马大锥体细胞的树突互朝相反的方向发出,故有人称它为双梭细胞;颗粒细胞层由紧密排列的小圆形或卵圆形细胞构成,树突主要进入分子层,轴突进入海马皮质,与锥体细胞的尖树突基部形成一系列的突触。依据细胞构筑的不同,可将海马划分为4个区:CA1、CA2、CA3和CA4区。据报道,单侧海马CA1区神经元数量为$1.7×10^6$个,胶质细胞数量为$2.2×10^6$个,CA2至CA4区神经元和胶质细胞数量分别为$0.80×10^6$个和$1.05×10^6$个。而阿尔茨海默病患者的大脑海马神经元出现不同程度的减少,星形胶质细胞增生肥大,大脑萎缩,重量常少于1000g,尤以颞、顶及前额区的萎缩明显。

第一节 大鼠、树鼩和人的海马组织学

大鼠、树鼩和人的海马组织学见图1-3-1~图1-3-21。

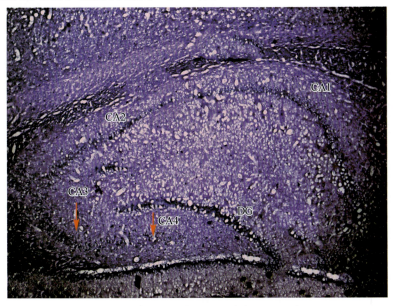

图1-3-1 健康大鼠海马(尼氏染色,100×)

DG.齿状回

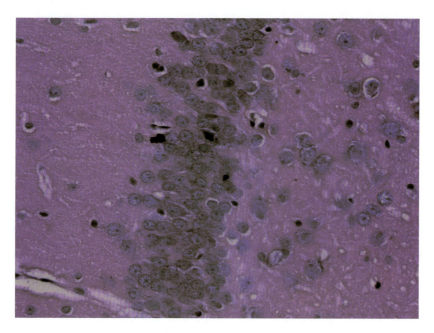

图 1-3-2　健康大鼠海马 CA1 区（HE 染色，200×）

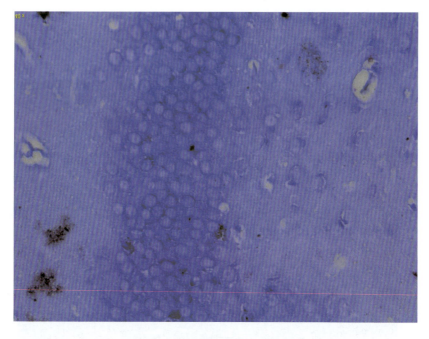

图 1-3-3　健康大鼠海马 CA1 区（尼氏染色，200×）

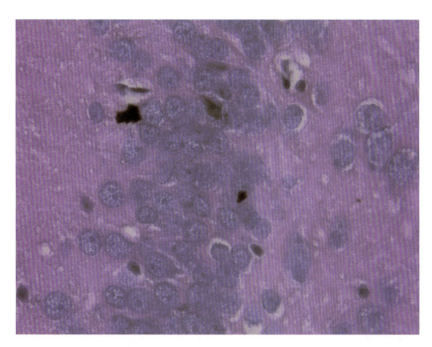

图 1-3-4　健康大鼠海马 CA1 区（HE 染色，400×）

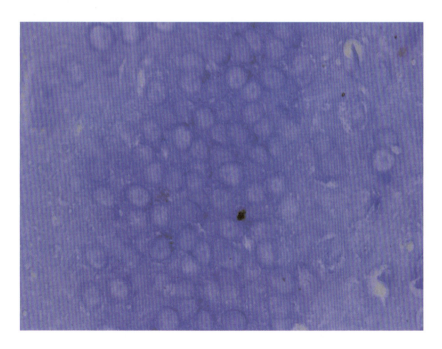

图 1-3-5　健康大鼠海马 CA1 区（尼氏染色，400×）

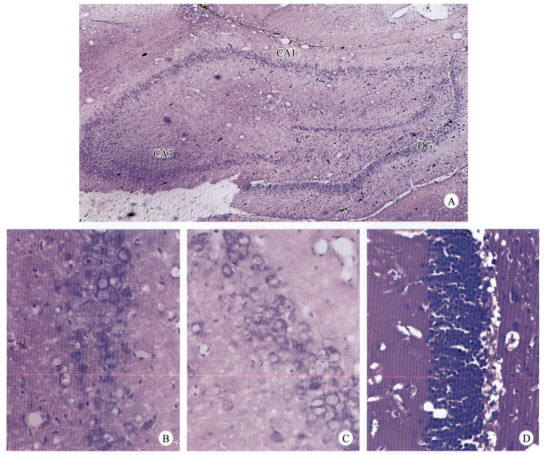

图 1-3-6 健康大鼠海马低倍全景和高倍海马 CA1、CA3 区和齿状回（DG）（HE 染色）
A. 海马 HE 染色完整形态（100×）；B. 海马 CA1 区（400×）；C. 海马 CA3 区（400×）；D. 齿状回（400×）

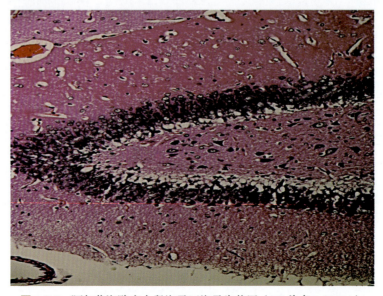

图 1-3-7 阿尔茨海默病大鼠海马区海马齿状回（HE 染色，200×）

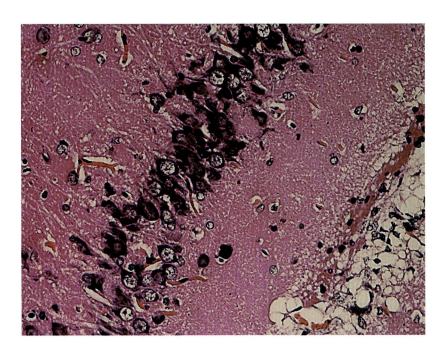

图 1-3-8 阿尔茨海默病大鼠海马 CA1 区（HE 染色，400×）

CA1 区大量细胞凋亡，核固缩，边聚分叶明显，正常细胞数减少

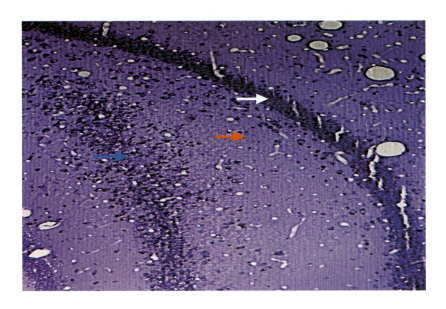

图 1-3-9 阿尔茨海默病大鼠海马（尼氏染色，100×）

海马齿状回结构具有 3 层，即多形细胞层（蓝箭头）、颗粒细胞层（白箭头）和分子层（红箭头）

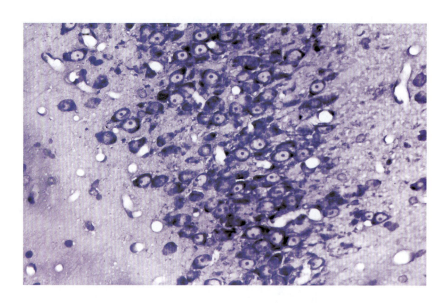

图 1-3-10　阿尔茨海默病大鼠海马 CA1 区（尼氏染色，400×）

CA1 区神经元数目减少，细胞排列紊乱、松散，细胞体积缩小，周围出现空晕，锥体细胞坏死

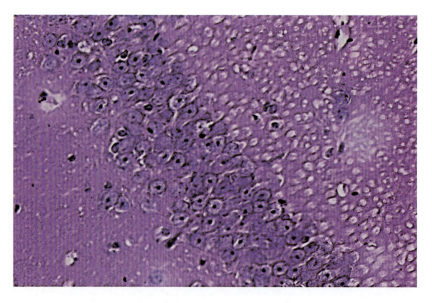

图 1-3-11　健康树鼩海马 CA1 区（HE 染色，400×）

CA1 区神经元是小锥体细胞，细胞形态结构正常

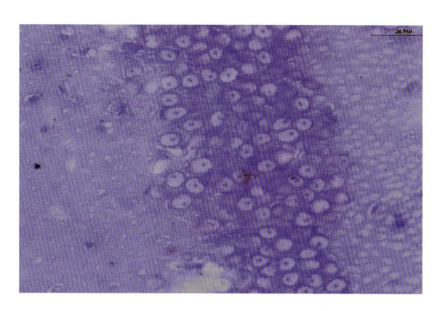

图 1-3-12　健康树鼩海马 CA1 区（尼氏染色，400×）

CA1 区神经元是小锥体细胞，细胞形态结构正常

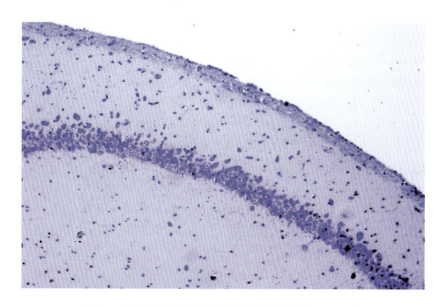

图 1-3-13　健康树鼩海马 CA1 区（尼氏染色，100×）

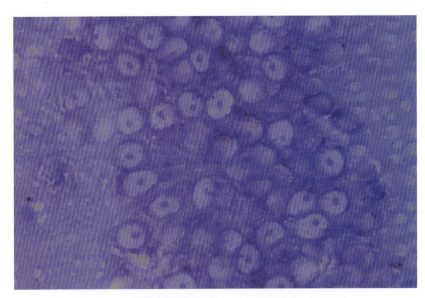

图 1-3-14　健康树鼩海马 CA1 区（尼氏染色，400×）

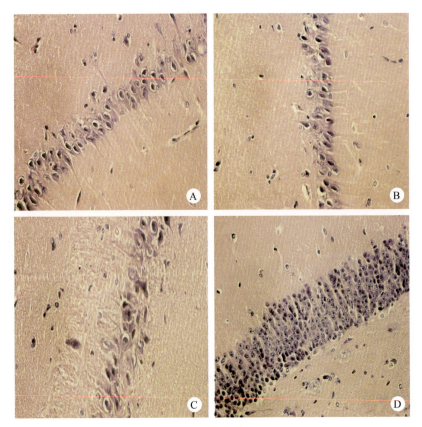

图 1-3-15　阿尔茨海默病树鼩海马 CA1、CA2、CA3 区和齿状回（HE 染色，400×）

A. CA1 区；B. CA2 区；C. CA3 区；D. 齿状回［摘自 Lin N, Xiong L L, Zhang R P, et al. 2016. Erratum to: Injection of Abeta1-40 into hippocampus induced cognitive lesion associated with neuronal apoptosis and multiple gene expressions in the tree shrew. Apoptosis, 21（5）: 641］

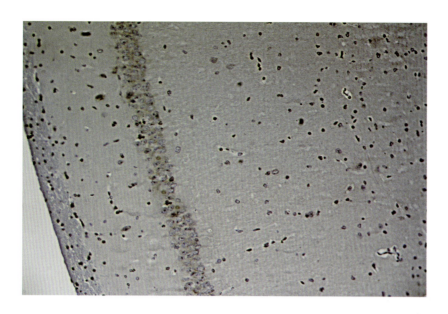

图1-3-16 阿尔茨海默病树鼩左侧海马（Caspase-3染色，100×）

Caspase-3是细胞凋亡过程中最主要的终末剪切酶，CA1区可见细胞萎缩，锥体细胞消失

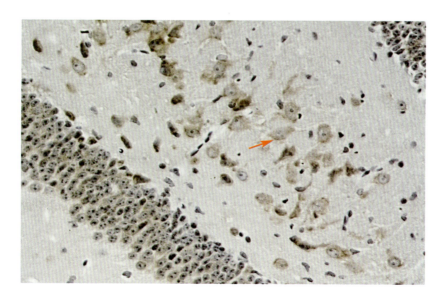

图1-3-17 阿尔茨海默病树鼩左侧海马CA4区（Caspase-3染色，400×）

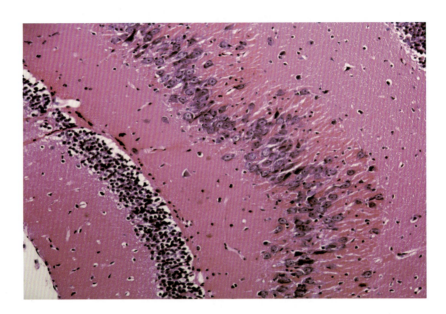

图 1-3-18　阿尔茨海默病树鼩海马（HE 染色，200×）

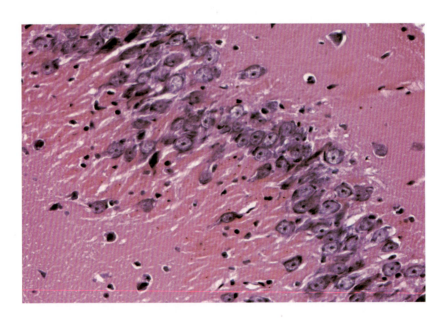

图 1-3-19　阿尔茨海默病树鼩海马（HE 染色，400×）

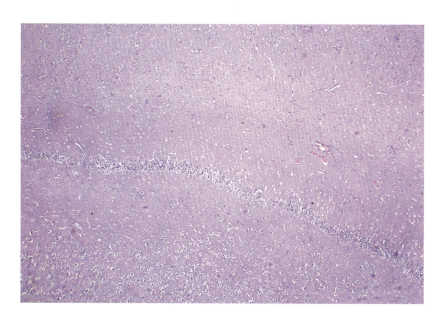

图 1-3-20　健康人海马 CA1 区（HE 染色，100×）

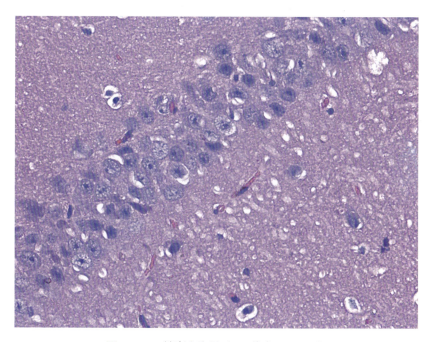

图 1-3-21　健康人海马（HE 染色，400×）

第二节 大鼠、树鼩和人的丘脑组织学

丘脑又称背侧丘脑，是间脑中最大的卵圆形灰质核团，位于第三脑室的两侧，左、右丘脑借灰质团块相连。丘脑被"Y"形的白质板（称内髓板）分隔成前、内侧和外侧三大核群，即丘脑前核、丘脑内侧核、丘脑外侧核。丘脑是重要的信息传递和处理中枢，对大脑皮质功能至关重要。在阿尔茨海默病早期，丘脑与下顶叶皮质、壳核及小脑的功能连接随时间延长显著减弱，而这些脑区与情景记忆等很多高级认知功能密切相关，患者认知功能障碍随病程发展加重并出现结构异常和功能改变。

鼠、树鼩和人的丘脑组织学见图 1-3-22～图 1-3-34。

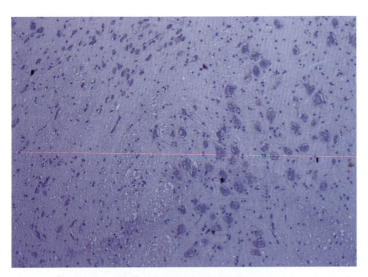

图 1-3-22　健康大鼠丘脑（尼氏染色，100×）

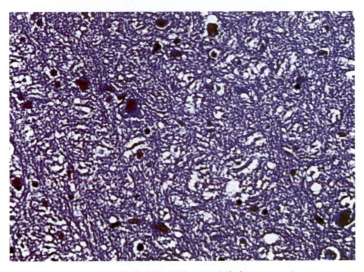

图 1-3-23　健康大鼠丘脑（尼氏染色，400×）

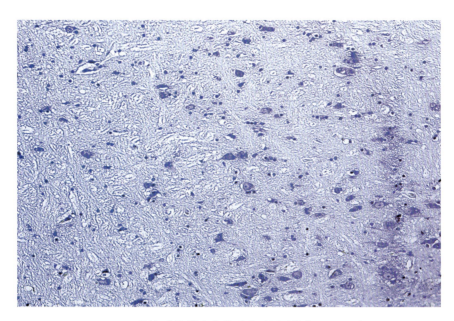

图 1-3-24　阿尔茨海默病大鼠丘脑（尼氏染色，200×）

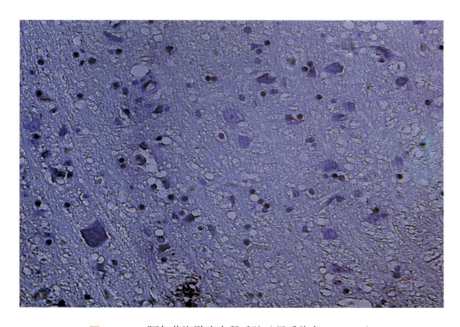

图 1-3-25　阿尔茨海默病大鼠丘脑（尼氏染色，400×）

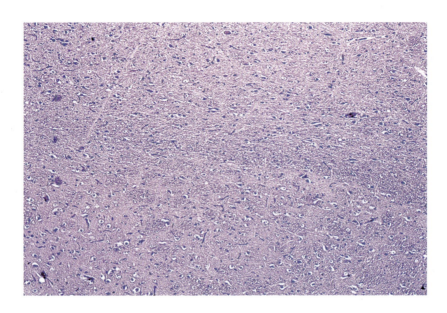

图 1-3-26　健康树鼩丘脑（HE 染色，100×）

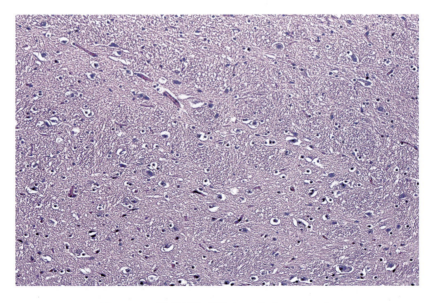

图 1-3-27　健康树鼩丘脑（HE 染色，200×）

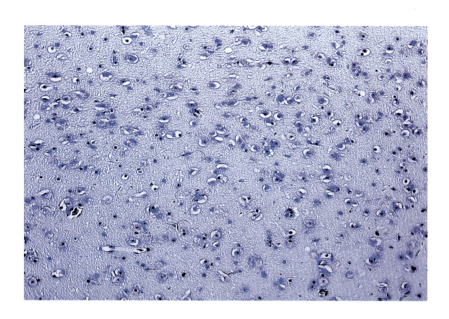

图 1-3-28　阿尔茨海默病树鼩丘脑（尼氏染色，200×）

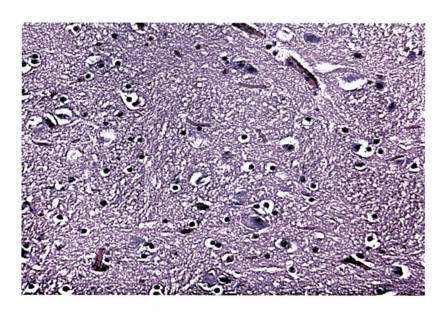

图 1-3-29　阿尔茨海默病树鼩丘脑（HE 染色，400×）

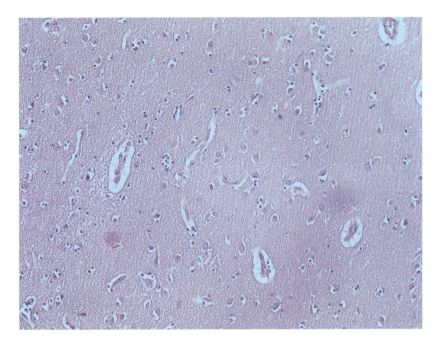

图 1-3-30　健康人的丘脑（HE 染色，200×）

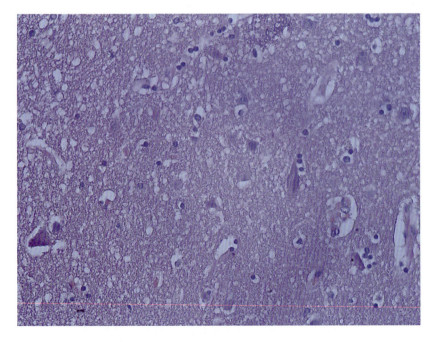

图 1-3-31　健康人的丘脑（HE 染色，400×）

图 1-3-32　健康人的丘脑（尼氏染色，100×）

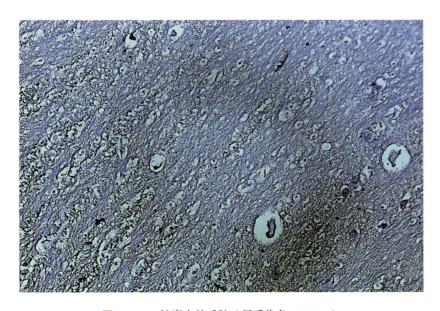

图 1-3-33　健康人的丘脑（尼氏染色，200×）

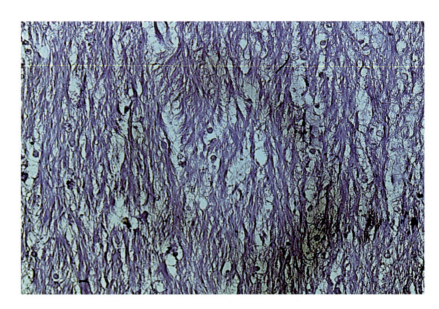

图 1-3-34　健康人的丘脑（尼氏染色，400×）

第四章 影像学

医学影像学是医学诊断领域中的一门新兴学科，它为疾病的诊断提供科学依据，可配合临床的症状、实验室检查等准确诊断疾病。

阿尔茨海默病早期 CT 显示大脑皮质萎缩、脑沟增宽，中晚期脑室扩大。CT 不及 MRI 能精准地显示病变的部位，尤其是阿尔茨海默病最主要的病理损害部位海马。研究发现，MRI 能清晰地显示大脑解剖结构，分辨率高，可清楚区分脑灰质和脑白质，显示痴呆患者脑沟增宽加深、脑室扩大的情况，并可在任意方向直接断层，进行脑内结构如海马、杏仁核等的线性、面积和体积测量，为评价患者的脑萎缩状况提供精确定量指标。MRI 的 T_1WI 则用来评价脑结构变化，T_2WI 和 FLAIR 用来评价脑内异常信号的改变。内嗅区皮质为最早受累部位，海马萎缩可能是两者间投射纤维受影响的继发改变。而内侧颞叶，包括海马和内嗅区皮质，在阿尔茨海默病早期就已经出现大量神经原纤维缠结和淀粉样斑块沉积。因此，可通过测量海马及内嗅区的结构变化来诊断早期阿尔茨海默病。

正电子发射计算机断层成像（PET-CT）是一种借助扫描放射性的示踪剂在人体内活动以获取细胞活动或代谢信息的技术，是目前应用最广泛的分子影像学技术。患有阿尔茨海默病的人群脑内存在葡萄糖代谢改变，体内神经元脱失和神经胶质细胞增生呈正相关关系，还和认知障碍程度呈平行关系，还能直接反映阿尔茨海默病病变的代谢特征和部位。另外，有实验显示，阿尔茨海默病患者的大脑在整体低代谢背景上有局部显著的代谢，涉及的部位有颞顶叶、后扣带回，并且在中后期遍及额叶。匹兹堡复合物正电子发射断层成像（PIB-PET）比葡萄糖正电子发射断层成像（FDG-PET）更为敏感，并且能够在认知功能尚未下降前监测病理改变和观察疾病变化。

第一节 阿尔茨海默病树鼩的影像学检查

1. T_2WI 成像

分别在注射前 0 周、2 周和 4 周进行 T_2WI 检测，选择可以在最大程度上清晰观察海马的第 7 层进行面积和信号强度的测量和统计（图 1-4-1A）。结果显示：与 Aβ1-40 0 周 [（27.35±1.47）mm^2，$P<0.01$] 或 PBS 4 周 [（25.80±0.70）mm^2，$P<0.05$] 相比较，Aβ1-40 4 周 [（23.07±1.40）mm^2] 海马面积明显减少（图 1-4-1B）。与此同时，与 Aβ1-40 2 周 [（1180.17±379.88）ms，$P<0.01$] 或 PBS 4 周 [（1147.33±212.32）ms，$P<0.05$] 相比较，Aβ1-40 4 周 [（909.67±36.86）ms] 海马信号强度明显减弱（图 1-4-1C）。除上

述时间点外,其他各时间点之间相互比较,海马面积($P > 0.05$,图1-4-1B)和信号强度($P > 0.05$,图1-4-1C)均无明显改变。

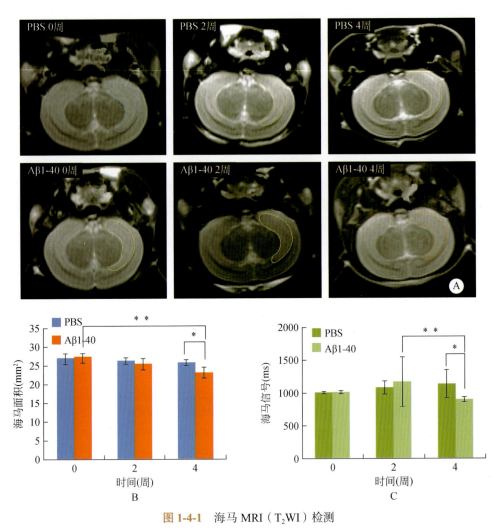

图1-4-1 海马MRI(T_2WI)检测

A.PBS组0周、2周、4周和Aβ1-40组0周、2周、4周T_2WI检测成像;B.两组0周、2周和4周海马面积柱形图;C.两组0周、2周和4周海马信号强度的柱形图。单因素方差分析决定统计学是否有意义($*P < 0.05$,$**P < 0.01$)

2. DTI成像

为了观察更多的细节,术后4周进行扩散张量成像(DTI)检测(图1-4-2A)。结果显示:与PBS 4周阿尔茨海默病表观扩散系数[ADC,$(0.000\ 825 \pm 0.000\ 11)$] mm^2/s、各向异性系数(FA,$0.235\ 75 \pm 0.082\ 35$)相比较,Aβ1-40 4周的阿尔茨海默病ADC值[$(0.001\ 485 \pm 0.001\ 270)\ mm^2$/s,$P < 0.01$,图1-4-2B]和FA值($0.6285 \pm 0.0024$,$P < 0.01$,图1-4-2C)均明显增高。

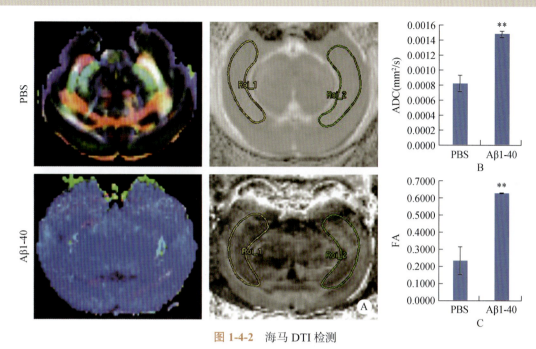

图 1-4-2 海马 DTI 检测

A. DTI 及阿尔茨海默病 ADC、FA 测量区域；B. 阿尔茨海默病 ADC 值柱形图；C. FA 值柱形图（红色：外内方向，蓝色：前后方向，绿色：背腹方向）。单因素方差分析决定统计学是否有意义（*$P < 0.05$，**$P < 0.01$）〔摘自 Lin N，Xiong L L，Zhang R P，et al. 2016. Erratum to：Injection of Abeta1-40 into hippocampus induced cognitive lesion associated with neuronal apoptosis and multiple gene expressions in the tree shrew. Apoptosis，21（5）：641〕

第二节 大鼠头颅冠状位、轴位和矢状位 MRI 表现

MRI 检查采用 7.0T 超高场磁共振扫描仪，直径为 75mm 的容积线圈为射频发射线圈，相控阵表面线圈作为信号接收线圈。采用自旋回波脉冲序列（SE）采集图像，具体参数如下：重复时间 TR=2961.5ms，回波时间 TE=33ms，视野 FOV=3.5cm×3.5cm，矩阵 =256×256，层厚为 1mm。

大鼠头颅冠位位、轴位和矢状位 MRI 表现见图 1-4-3 ～图 1-4-22。

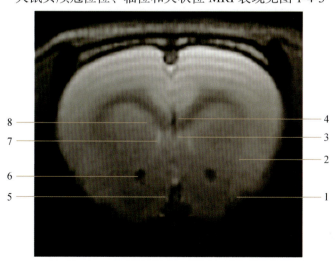

图 1-4-3 健康大鼠头颅 MRI 冠状位表现 1

1. 嗅束 olfactory tract
2. 外囊 external capsula
3. 隔区 septal area
4. 胼胝体 corpus callosum
5. 视前区 preoptic region
6. 前联合 anterior commissure
7. 侧脑室 lateral ventricle
8. 尾状核 caudate putamen

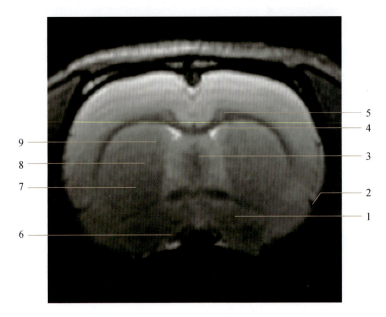

图 1-4-4　健康大鼠头颅 MRI 冠状位表现 2

1. 穹窿 fornix
2. 嗅脑沟 rhinal sulcus
3. 隔区 septal area
4. 侧脑室 lateral ventricle
5. 胼胝体 corpus callosum
6. 丘脑 thalamus
7. 苍白球 globus pallidus
8. 内囊 internal capsule
9. 尾状核 caudate nucleus

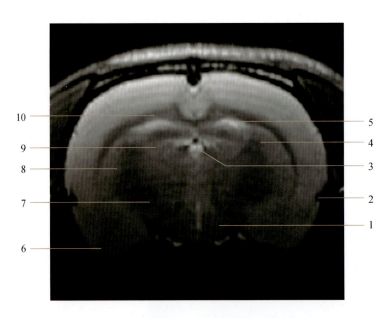

图 1-4-5　健康大鼠头颅 MRI 冠状位表现 3

1. 穹窿 fornix
2. 嗅脑沟 rhinal sulcus
3. 第三脑室 third ventricle
4. 尾状核 caudate nucleus
5. 侧脑室 lateral ventricle
6. 梨状皮质 piriform cortex
7. 视束 optic tract
8. 内囊 internal capsule
9. 丘脑 thalamus
10. 胼胝体 corpus callosum

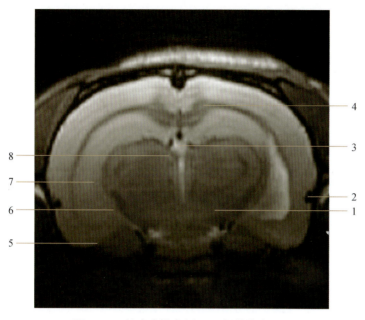

图 1-4-6　健康大鼠头颅 MRI 冠状位表现 4

1. 红核 red nucleus
2. 嗅脑沟 rhinal sulcus
3. 第三脑室 third ventricle
4. 胼胝体 corpus callosum
5. 颞叶区 temporal region
6. 齿状回 dentate gyrus
7. 海马 hippocampus
8. 后联合 posterior commissure

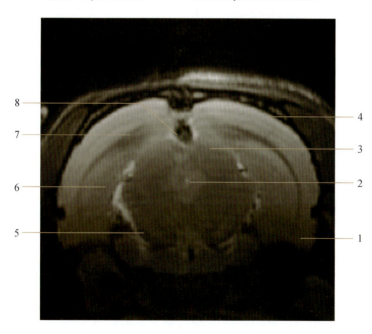

图 1-4-7　健康大鼠头颅 MRI 冠状位表现 5

1. 内嗅皮质 entorhinal cortex
2. 中脑水管 mesencephalic aqueduct
3. 上丘 superior colliculus
4. 枕叶皮质 occipital cortex
5. 外侧丘系 lateral lemniscus
6. 齿状回 dentate gyrus
7. 胼胝体 corpus callosum
8. 第三脑室 third ventricle

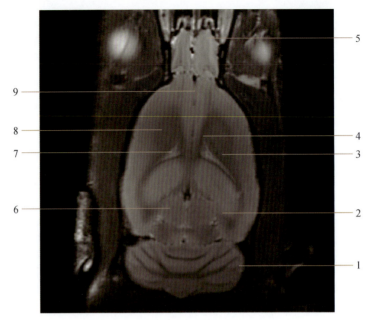

图 1-4-8 健康大鼠头颅 MRI 轴位表现 1

1. 小脑 cerebellum
2. 海马 hippocampus
3. 内囊 internal capsule
4. 尾状核 caudate nucleus
5. 嗅叶 olfactory lobe
6. 间脑 diencephalon
7. 侧脑室 lateral ventricle
8. 壳核 putamen
9. 纵裂 longitudinal fissure

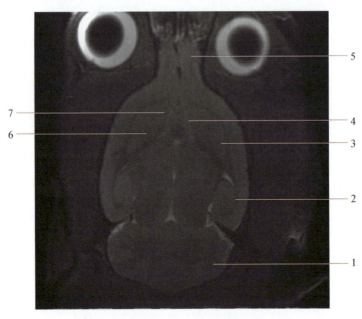

图 1-4-9 健康大鼠头颅 MRI 轴位表现 2

1. 小脑 cerebellum
2. 海马 hippocampus
3. 壳核 putamen
4. 侧脑室 lateral ventricle
5. 嗅叶 olfactory lobe
6. 内囊 internal capsule
7. 尾状核 caudate nucleus

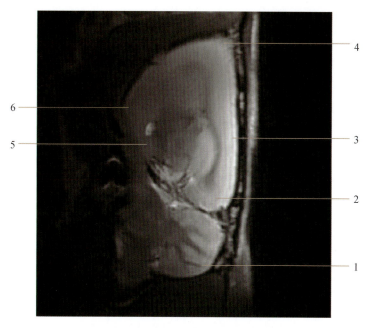

图 1-4-10 健康大鼠头颅 MRI 轴位表现 3

1. 小脑 cerebellum
2. 枕叶区 occipital region
3. 顶叶区 parietal region
4. 额叶区 frontal region
5. 海马 hippocampus
6. 颞叶区 temporal region

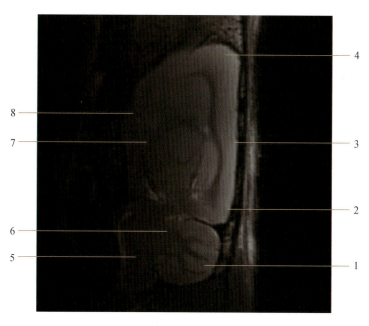

图 1-4-11 健康大鼠头颅 MRI 结构层面

1. 小脑 cerebellum
2. 枕叶区 occipital region
3. 顶叶区 parietal region
4. 额叶区 frontal region
5. 脑干 brainstem
6. 小脑上脚 superior cerebellar peduncle
7. 海马 hippocampus
8. 颞叶区 temporal region

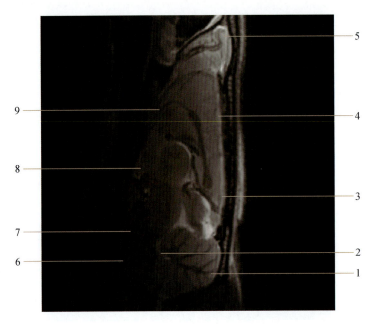

图 1-4-12　健康大鼠头颅 MRI 矢状位表现

1. 小脑 cerebellum
2. 第四脑室 fourth ventricle
3. 枕叶区 occipital region
4. 顶叶区 parietal region
5. 嗅叶 lobus olfactory
6. 延髓 medulla oblongata
7. 脑桥 pons
8. 海马 hippocampus
9. 梨状叶 lobus piriformis

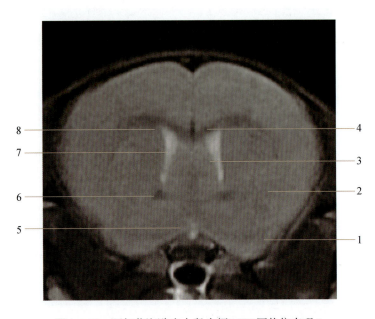

图 1-4-13　阿尔茨海默病大鼠头颅 MRI 冠状位表现 1

1. 嗅束 olfactory tract
2. 外囊 externa capsula
3. 隔区 septal area
4. 胼胝体 corpus callosum
5. 视前区 preoptic region
6. 前联合 anterior commissure
7. 侧脑室 lateral ventricle
8. 尾状核 caudate nucleus

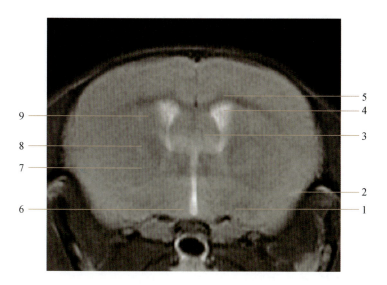

图 1-4-14 阿尔茨海默病大鼠头颅 MRI 冠状位表现 2

1. 穹窿 fornix
2. 嗅脑沟 rhinal sulcus
3. 隔区 septal area
4. 侧脑室 lateral ventricle
5. 胼胝体 corpus callosum
6. 丘脑 thalamus
7. 苍白球 globus pallidus
8. 内囊 internal capsule
9. 尾状核 caudate nucleus

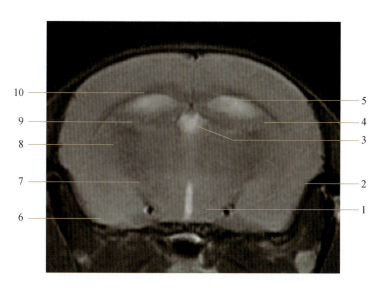

图 1-4-15 阿尔茨海默病大鼠头颅 MRI 冠状位表现 3

1. 穹窿 fornix
2. 嗅脑沟 rhinal sulcus
3. 第三脑室 third ventricle
4. 尾状核 caudate nucleus
5. 侧脑室 lateral ventricle
6. 梨状皮质 piriform cortex
7. 视束 optic tract
8. 内囊 internal capsule
9. 丘脑 thalamus
10. 胼胝体 corpus callosum

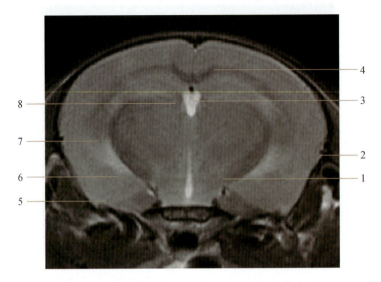

图 1-4-16 阿尔茨海默病大鼠头颅 MRI 冠状位表现 4

1. 红核 red nucleus
2. 嗅脑沟 rhinal sulcus
3. 第三脑室 third ventricle
4. 胼胝体 corpus callosum
5. 颞叶区 temporal region
6. 齿状回 dentate gyrus
7. 海马 hippocampus
8. 后联合 posterior commissure

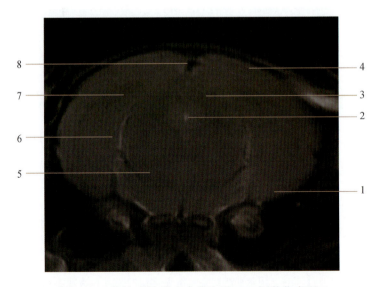

图 1-4-17 阿尔茨海默病大鼠头颅 MRI 冠状位表现 5

1. 内嗅皮质 entorhinal cortex
2. 中脑水管 mesencephalic aqueduct
3. 上丘 superior colliculus
4. 枕叶皮质 occiptal cortex
5. 外侧丘系 lateral lemniscus
6. 齿状回 dentate gyrus
7. 胼胝体 corpus callosum
8. 第三脑室 third ventricle

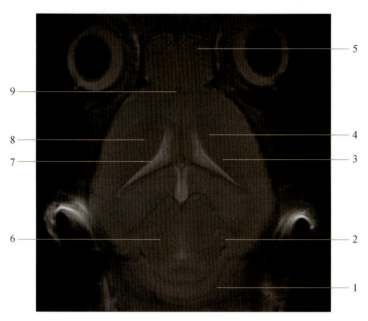

图 1-4-18 阿尔茨海默病大鼠 MRI 轴位表现 1
1. 小脑 cerebellum
2. 海马 hippocampus
3. 内囊 internal capsule
4. 尾状核 caudate nucleus
5. 嗅叶 olfactory lobe
6. 间脑 diencephalon
7. 侧脑室 lateral ventricle
8. 壳核 putamen
9. 纵裂 longitudinal fissure

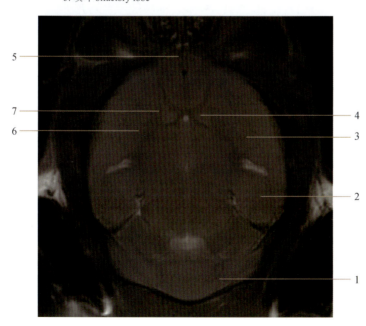

图 1-4-19 阿尔茨海默病大鼠 MRI 轴位表现 2
1. 小脑 cerebellum
2. 海马 hippocampus
3. 壳核 putamen
4. 侧脑室 lateral ventricle
5. 嗅叶 olfactory lobe
6. 内囊 internal capsule
7. 尾状核 caudate nucleus

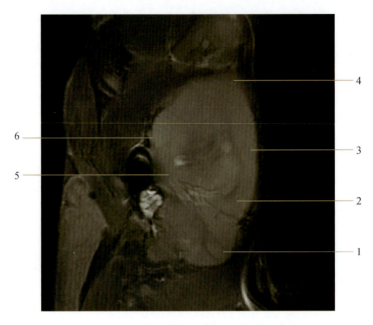

图 1-4-20 阿尔茨海默病大鼠 MRI 矢状位表现 1

1. 小脑 cerebellum
2. 枕叶区 occipital region
3. 顶叶区 parietal region
4. 额叶区 frontal region
5. 海马 hippocampus
6. 颞叶区 temporal region

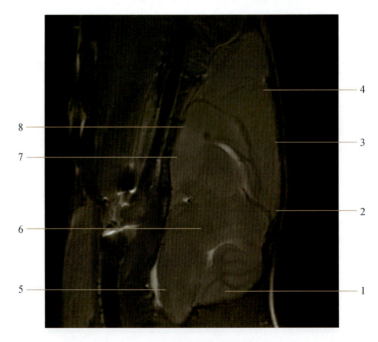

图 1-4-21 阿尔茨海默病大鼠 MRI 矢状位表现 2

1. 小脑 cerebellum
2. 枕叶区 occipital region
3. 顶叶区 parietal region
4. 额叶区 frontal region
5. 脑干 brainstem
6. 小脑上脚 superior cerebellar peduncle
7. 海马 hippocampus
8. 颞叶区 temporal region

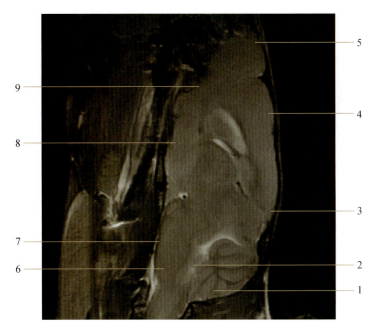

图 1-4-22 阿尔茨海默病大鼠 MRI 矢状位表现 3

1. 小脑 cerebellum
2. 第四脑室 fourth ventricle
3. 枕叶区 occipital region
4. 顶叶区 parietal region
5. 嗅叶 olfactory lobe
6. 延髓 medulla oblongata
7. 脑桥 pons
8. 海马 hippocampus
9. 梨状叶 piriform lobe

第三节 树鼩头颅冠状位、轴位和矢状位 MRI 表现

树鼩头颅冠状位、轴位和矢状位 MRI 表现见图 1-4-23～图 1-4-31。

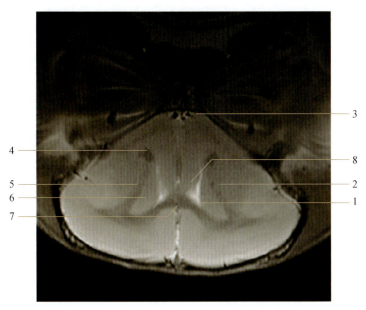

图 1-4-23 健康树鼩头颅 MRI 冠状位表现 1

1. 侧脑室 lateral ventricle
2. 壳核 putamen
3. 束核 fasciculi nucleus
4. 前联合 anterior commissure
5. 内囊 internal capsule
6. 尾状核 caudate nucleus
7. 胼胝体 corpus callosum
8. 隔区 septal area

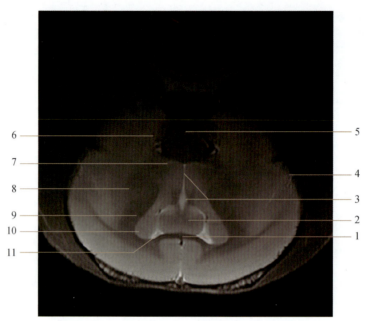

图 1-4-24　健康树鼩头颅 MRI 冠状位表现 2

1. 胼胝体 corpus callosum
2. 隔区 septal area
3. 第三脑室 third ventricle
4. 嗅裂 olfactory cleft
5. 视交叉 optic chiasma
6. 杏仁核 amygdala
7. 苍白球 globus pallidus
8. 壳核 putamen
9. 内囊 internal capsule
10. 尾状核 caudate nucleus
11. 侧脑室 lateral ventricle

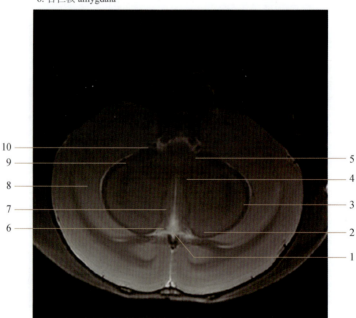

图 1-4-25　健康树鼩头颅 MRI 冠状位表现 3

1. 胼胝体 corpus callosum
2. 丘脑后结节 pulvinar
3. 外侧膝状体 lateral geniculate body
4. 红核 red nucleus
5. 黑质 substantia nigra
6. 缰核 habenular nucleus
7. 缰核脚间束 habenulointerpeduncular tract
8. 海马 hippocampus
9. 内侧膝状体 medial geniculate body
10. 大脑脚 cerebral peduncle

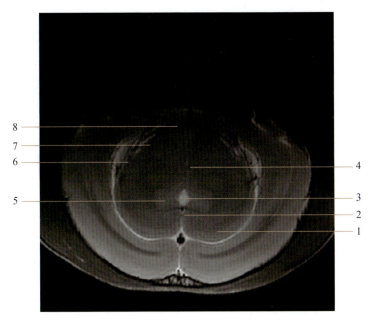

图 1-4-26　健康树鼩头颅 MRI 冠状位表现 4

1. 上丘 superior colliculus
2. 上丘连合 commissure of superior colliculus
3. 中央导水管 cerebral aqueduct
4. 红核 red nucleus
5. 导水管周边灰质区 periaqueductal
6. 内侧膝状体 medial geniculate
7. 黑质 substantia nigra
8. 大脑脚 cerebral peduncle

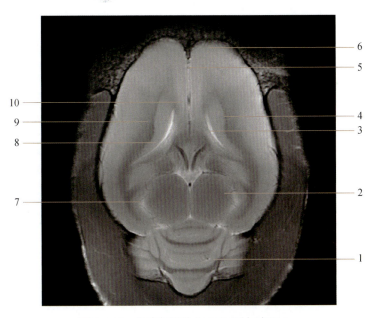

图 1-4-27　健康树鼩头颅 MRI 平扫表现 1

1. 小脑 cerebellum
2. 间脑 diencephalon
3. 侧脑室 lateral ventricle
4. 内囊 internal capsule
5. 纵列 longitudinal fissure
6. 额叶区 frontal region
7. 海马 hippocampus
8. 尾状核 caudate nucleus
9. 壳核 putamen
10. 隔区 septal area

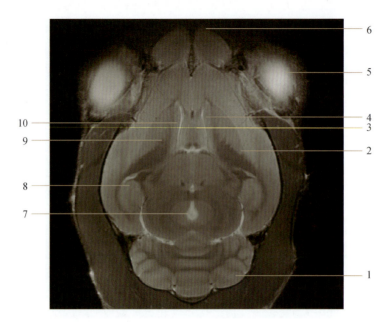

图 1-4-28　健康树鼩头颅 MRI 平扫表现 2

1. 小脑 cerebellum
2. 壳核 putamen
3. 隔区 septal area
4. 侧脑室 lateral ventricle
5. 眼球 bulbus oculi
6. 嗅叶 olfactory lobe
7. 第三脑室 third ventricle
8. 海马 hippocampus
9. 内囊 internal capsule
10. 尾状核 caudate nucleus

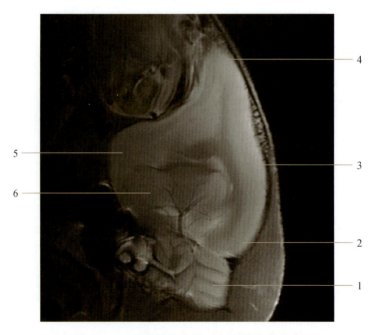

图 1-4-29　健康树鼩头颅 MRI 矢状位表现 1

1. 小脑 cerebellum
2. 枕叶区 occipital region
3. 顶叶区 parietal region
4. 额叶区 frontal region
5. 颞叶区 temporal region
6. 海马 hippocampus

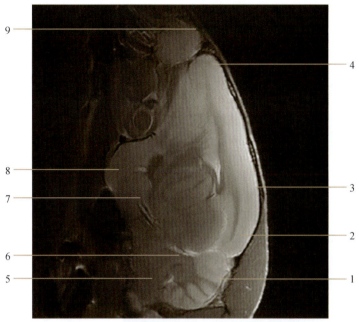

图 1-4-30 健康树鼩头颅 MRI 矢状位表现 2

1. 小脑 cerebellum
2. 枕叶区 occipital region
3. 顶叶区 parietal region
4. 额叶区 frontal region
5. 脑干 brainstem
6. 小脑上脚 superior cerebellar peduncle
7. 海马 hippocampus
8. 颞叶区 temporal region
9. 嗅叶 lobus olfactory

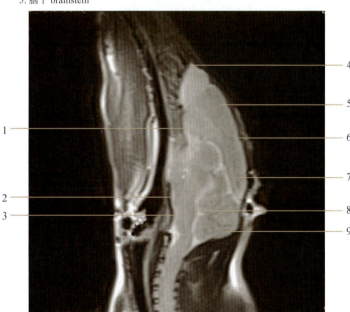

图 1-4-31 健康树鼩头颅 MRI 断面

1. 梨状叶 piriform lobe
2. 脑桥 pons
3. 延髓 medulla oblongata
4. 嗅叶 olfactory lobe
5. 额叶区 frontal region
6. 顶叶区 parietal region
7. 枕叶区 occipital region
8. 第四脑室 fourth ventricle
9. 小脑 cerebellum

第四节 人脑部横断面、矢状面和冠状面 MRI 表现

人脑部横断面、矢状面和冠状面 MRI 表现见图 1-4-32～图 1-4-49。

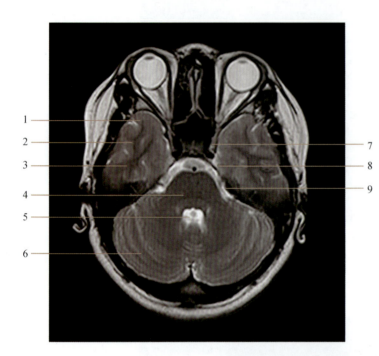

图 1-4-32 健康人脑部 MRI 主要结构横断面 1

1. 颞极 temporal pole
2. 颞中回 middle temporal gyrus
3. 颞下回 inferior temporal gyrus
4. 脑桥 pons
5. 第四脑室 fourth ventricle
6. 小脑半球 cerebellar hemisphere
7. 海绵窦 cavernous sinus
8. 海马旁回 parahippocampal gyrus
9. 桥小脑角区 cerebellopontine angle area

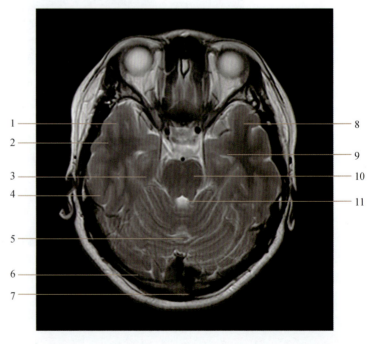

图 1-4-33 健康人脑部 MRI 主要结构横断面 2

1. 颞上回 superior temporal gyrus
2. 颞中回 middle temporal gyrus
3. 海马旁回 parahippocampal gyrus
4. 颞下回 inferior temporal gyrus
5. 小脑半球 cerebellar hemisphere
6. 枕叶 occipital lobe
7. 窦汇 torcular herophili
8. 颞极 temporal pole
9. 侧脑室颞角 lateral ventriculotemporal horn
10. 脑桥 pons
11. 第四脑室 fourth ventricle

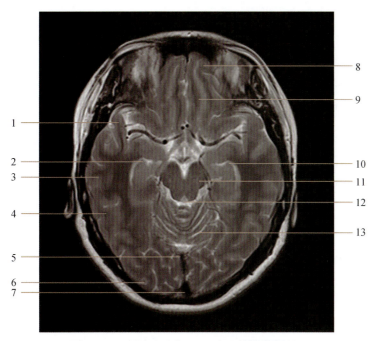

图 1-4-34 健康人脑部 MRI 主要结构横断面 3

1. 颞上回 superior temporal gyrus
2. 海马旁回 parahippocampal gyrus
3. 颞中回 middle temporal gyrus
4. 颞下回 inferior temporal gyrus
5. 直窦 straight sinus（or tentorial sinus）
6. 枕叶 occipital lobe
7. 上矢状窦 superior sagittal sinus
8. 眶回 gyri orbitales
9. 直回 gyrus rectus
10. 侧脑室颞角 lateral ventriculotemporal horn
11. 脑桥 pons
12. 第四脑室 fourth ventricle
13. 小脑半球 cerebellar hemisphere

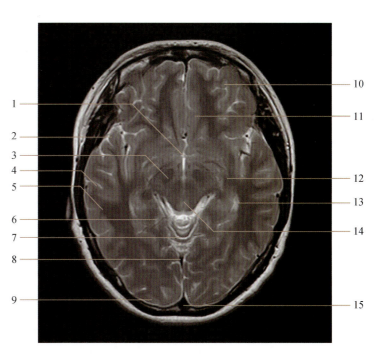

图 1-4-35 健康人脑部 MRI 主要结构横断面 4

1. 终板 lamina terminalis
2. 颞上回 superior temporal gyrus
3. 大脑脚 cerebral peduncle
4. 颞中回 middle temporal gyrus
5. 颞下回 inferior temporal gyrus
6. 海马旁回 parahippocampal gyrus
7. 小脑上蚓部 vermis of cerebellum
8. 直窦 straight sinus
9. 枕叶 occipital lobe
10. 眶回 gyri orbitales
11. 直回 gyrus rectus
12. 海马回 hippocampal gyrus
13. 侧脑室颞角 lateral ventriculotemporal horn
14. 中脑 mesencephalon
15. 上矢状窦 superior sagittal sinus

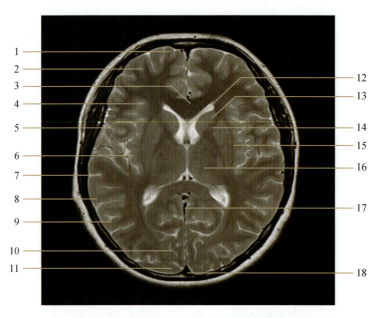

图 1-4-36　健康人脑部 MRI 主要结构横断面 5

1. 额上回 superior frontal gyrus
2. 额中回 middle frontal gyrus
3. 胼胝体 corpus callosum
4. 额下回 inferior frontal gyrus
5. 中央前回 precentral gyrus
6. 岛叶 insular lobe
7. 颞上回 superior temporal gyrus
8. 颞中回 middle temporal gyrus
9. 颞下回 inferior temporal gyrus
10. 舌回 lingual gyrus
11. 枕叶 occipital lobe
12. 透明隔 septum pellucidum
13. 尾状核头 head of caudate nucleus
14. 内囊 internal capsule
15. 壳核 putamen
16. 丘脑 thalamus
17. 下矢状窦 inferior sagittal sinus
18. 上矢状窦 superior sagittal sinus

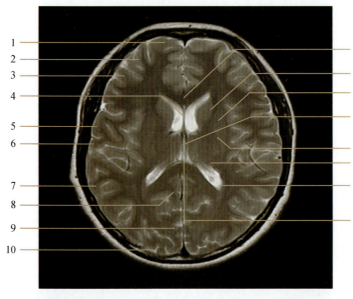

图 1-4-37　健康人脑部 MRI 主要结构横断面 6

1. 额上回 superior frontal gyrus
2. 额中回 middle frontal gyrus
3. 额下回 inferior frontal gyrus
4. 透明隔 septum pellucidum
5. 中央前回 precentral gyrus
6. 中央后回 postcentral gyrus
7. 角回 angular gyrus
8. 扣带回 cingulate gyrus
9. 舌回 lingual gyrus
10. 枕叶 occipital lobe
11. 胼胝体 corpus callosum
12. 尾状核头 head of caudate nucleus
13. 豆状核 lenticular nucleus
14. 透明隔腔 cavity of septum pellucidum
15. 壳核 putamen
16. 背侧丘脑 dorsal thalamus
17. 侧脑室 lateral ventricle
18. 大脑内静脉 internal cerebral vein

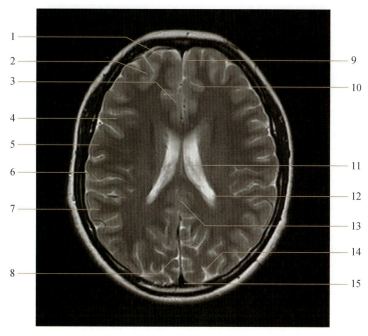

图 1-4-38 健康人脑部 MRI 主要结构横断面 7

1. 额上回 superior frontal gyrus
2. 额中回 middle frontal gyrus
3. 扣带回 cingulate gyrus
4. 额下回 inferior frontal gyrus
5. 中央前回 precentral gyrus
6. 中央后回 postcentral gyrus
7. 角回 angular gyrus
8. 楔叶 cuneus
9. 大脑纵裂 cerebral longitudinal fissure
10. 扣带回 cingulate gyrus
11. 穹窿 fornix
12. 侧脑室 lateral ventricle
13. 胼胝体 corpus callosum
14. 枕叶 occipital lobe
15. 上矢状窦 superior sagittal sinus

图 1-4-39 健康人脑部 MRI 主要结构横断面 8

1. 额上回 superior frontal gyrus
2. 额中回 middle frontal gyrus
3. 额下回 inferior frontal gyrus
4. 中央前回 precentral gyrus
5. 中央后回 postcentral gyrus
6. 缘上回 supramarginal gyrus
7. 枕叶 occipital lobe
8. 内侧额回 medial frontal gyrus
9. 扣带回 cingulate gyrus
10. 胼胝体 corpus callosum
11. 放射冠 corona radiata
12. 角回 angular gyrus
13. 上矢状窦 superior sagittal sinus

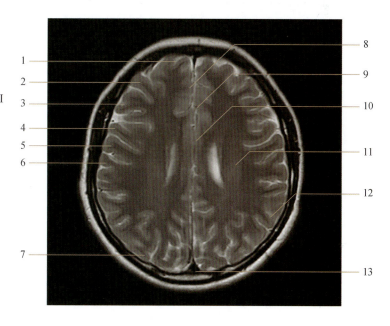

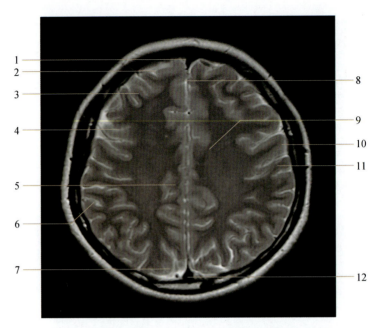

图 1-4-40　健康人脑部 MRI 主要结构横断面 9

1. 上矢状窦 superior sagittal sinus
2. 额上回 superior frontal gyrus
3. 额中回 middle frontal gyrus
4. 额下回 inferior frontal gyrus
5. 扣带回 cingulate gyrus
6. 缘上回 supramarginal gyrus
7. 楔叶 cuneus
8. 大脑镰 cerebral falx
9. 半卵圆中心 centrum semiovale
10. 中央前回 precentral gyrus
11. 中央后回 postcentral gyrus
12. 上矢状窦 superior sagittal sinus

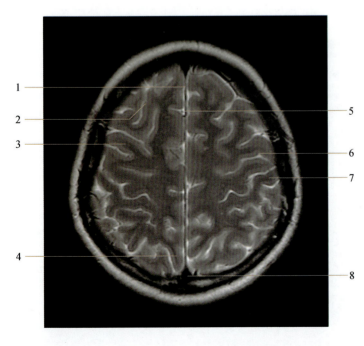

图 1-4-41　健康人脑部 MRI 主要结构横断面 10

1. 大脑镰 cerebral falx
2. 额上回 superior frontal gyrus
3. 额中回 middle frontal gyrus
4. 楔前叶 precuneus
5. 大脑纵裂 cerebral longitudinal fissure
6. 中央前回 precentral gyrus
7. 中央后回 postcentral gyrus
8. 上矢状窦 superior sagittal sinus

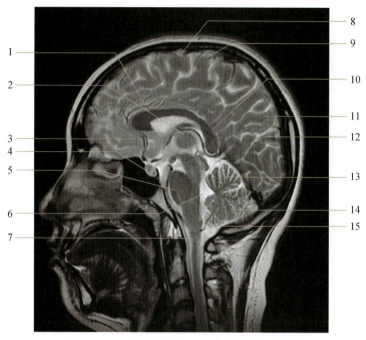

图 1-4-42 健康人脑部 MRI 主要结构矢状面 1

1. 扣带回 cingulate gyrus
2. 丘脑间黏合 interthalamic adhesion
3. 胼胝体下区 subcallosal area
4. 垂体 pituitary
5. 脑桥 pons
6. 第四脑室 fourth ventricle
7. 延髓 medulla oblongata
8. 中央前回 precentral gyrus
9. 中央后回 postcentral gyrus
10. 胼胝体 corpus callosum
11. 楔前叶 precuneus
12. 楔叶 cuneus
13. 小脑前叶 anterior lobe of cerebellum
14. 小脑后叶 posterior lobe of cerebellum
15. 小脑扁桃体 tonsil of cerebellum

图 1-4-43 健康人脑部 MRI 主要结构矢状面 2

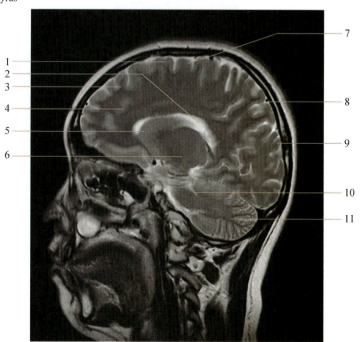

1. 中央前回 precentral gyrus
2. 侧脑室 lateral ventricle
3. 额叶 frontal lobe
4. 扣带回 cingulate gyrus
5. 尾状核 caudate nucleus
6. 丘脑 thalamus
7. 中央后回 postcentral gyrus
8. 楔前叶 precuneus
9. 楔叶 cuneus
10. 小脑中脚 middle cerebellar peduncle
11. 小脑半球 cerebellar hemisphere

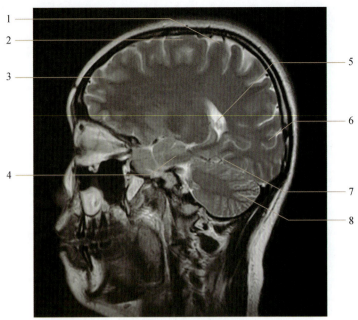

图 1-4-44　健康人脑部 MRI 主要结构矢状面 3

1. 额上回 superior frontal gyrus
2. 中央前回 precentral gyrus
3. 额叶 frontal lobe
4. 海马旁回 parahippocampal gyrus
5. 侧脑室 lateral ventricle
6. 枕叶 occipital lobe
7. 枕颞内侧回 medial occipitotemporal gyrus
8. 小脑半球 cerebellar hemisphere

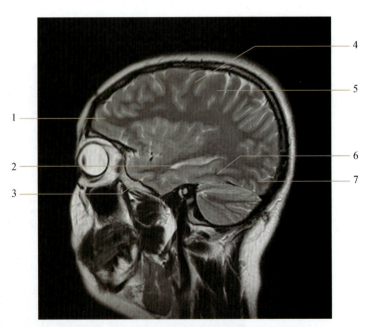

图 1-4-45　健康人脑部 MRI 主要结构矢状面 4

1. 额叶 frontal lobe
2. 侧脑室颞角 lateral ventriculotemporal horn
3. 颞极 temporal pole
4. 额上回 superior frontal gyrus
5. 中央前回 precentral gyrus
6. 枕颞内侧回 medial occipitotemporal gyrus
7. 枕叶 occipital lobe

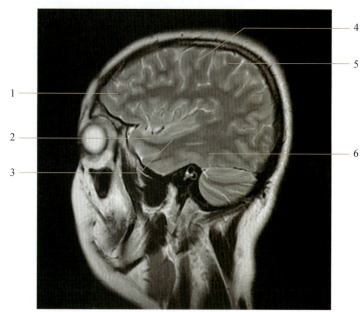

图 1-4-46　健康人脑部 MRI 主要结构矢状面 5

1. 额叶 frontal lobe
2. 颞上回 superior temporal gyrus
3. 颞中回 middle temporal gyrus
4. 中央前回 precentral gyrus
5. 中央后回 postcentral gyrus
6. 颞下回 inferior temporal gyrus

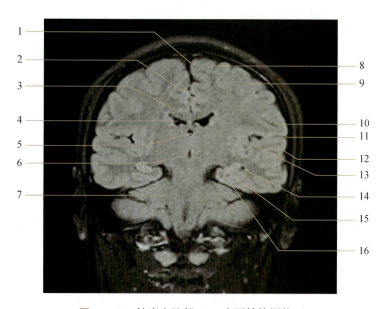

图 1-4-47　健康人脑部 MRI 主要结构冠状面 1

1. 上矢状窦 superior sagittal sinus
2. 扣带回 cingulate gyrus
3. 胼胝体 corpus callosum
4. 侧脑室 lateral ventricle
5. 丘脑带 thalamic tenia
6. 第三脑室 third ventricle
7. 小脑 cerebellum
8. 额上回 superior frontal gyrus
9. 额中回 middle frontal gyrus
10. 额下回 inferior frontal gyrus
11. 外侧沟 lateral sulcus
12. 颞上回 superior temporal gyrus
13. 颞横回 transverse temporal gyrus
14. 侧脑室下角 inferior horn of lateral ventricle
15. 海马回 hippocampal gyrus
16. 海马旁回 parahippocampus gyrus

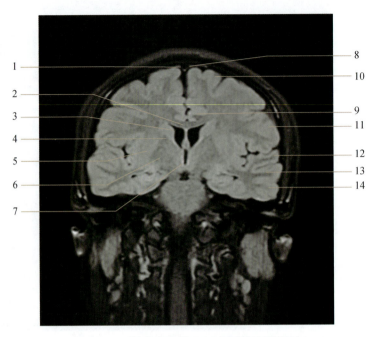

图 1-4-48　健康人脑部 MRI 主要结构冠状面 2

1. 上矢状窦 superior sagittal sinus
2. 胼胝体 corpus callosum
3. 尾状核 caudate nucleus
4. 内囊 interal capsule
5. 外囊 external capsule
6. 丘脑 thalamus
7. 第三脑室 third ventricle
8. 大脑镰 cerebral falx
9. 扣带回 cingulate gyrus
10. 额上回 superior frontal gyrus
11. 额下回 inferior frontal gyrus
12. 颞上回 superior temporal gyrus
13. 颞中回 middle temporal gyrus
14. 颞下回 inferior temporal gyrus

图 1-4-49　健康人脑部 MRI 主要结构冠状面 3

1. 上矢状窦 superior sagittal sinus
2. 扣带回 cingulate gyrus
3. 尾状核 caudate nucleus
4. 内囊 interal capsule
5. 大脑镰 cerebral falx
6. 额上回 superior frontal gyrus
7. 额中回 middle frontal gyrus
8. 额下回 inferior frontal gyrus
9. 胼胝体 corpus callosum
10. 侧脑室 lateral ventricle
11. 外侧沟 lateral sulcus
12. 颞叶 temporal lobe

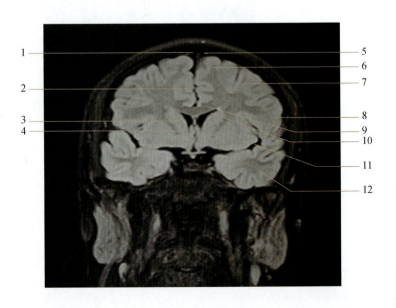

第五节 健康小鼠和阿尔茨海默病转基因小鼠 PET-CT 表现

一、PET-CT 显像

1. 药物制备　显像药物为 ^{18}F-FDG，生产设备为回旋加速器；靶材料是氧 -18 水（丰度＞98%）；合成器是 TracerLab FDG 以及 FN 型号；每日指控：放化纯度＞95%。

2. 受试对象准备　受试对象检查前空腹至少 6 小时以上，于暗光、安静环境条件下休息 15 分钟，静脉注射 ^{18}F-FDG（0.15mCi/kg 体重），继续安静休息 40～60 分钟进行采集。

3. PET-CT 检查　检查仪器为 DiscoveryTM PET/CT Elite，先行螺旋 CT 扫描，参数：120 kV，260mA，螺距 0.561，转速 0.5 秒 / 周，层厚 3.75mm，间隔 3.75mm，矩阵 512×512，FOV 50cm×50cm。随后行 PET 扫描，参数：每只大鼠扫描两个床位，每个床位采集 2.5min，用 CT 作衰减校正、迭代重建得到 47 帧 PET 横断面图像。

4. 图像分析　图像通过 DICOM 网络传输到后处理工作站进行处理，进行数据收集及测量：在水平横断图像上勾画 ROI，尤其针对视觉判断异常区域重点观察。ROI 大小为 50～60 像素，由计算机系统自动测定每个 ROI 内的平均放射性，并获得 ROI 平均标准化摄取值或最大标准摄取值。

二、数据统计分析

用每组 10 只 APP 转基因小鼠和健康小鼠进行 PET-CT 检测，选择可以在最大程度上清晰观察脑组织的第 3 层进行信号强度的测量和统计（图 1-4-50 和图 1-4-51）。结果显示：与正常小鼠组 SUV$_{max}$（39.437±5.225，P=0.011）相比较，APP 转基因小鼠组（26.510±1.818）脑组织信号强度明显减弱（图 1-4-52）。

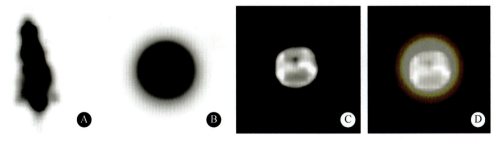

图 1-4-50　健康小鼠 PET-CT 表现

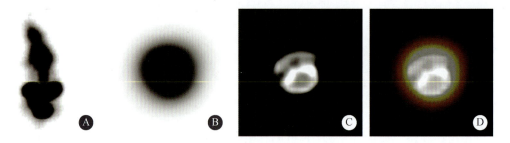

图 1-4-51　阿尔茨海默病小鼠 PET-CT 表现

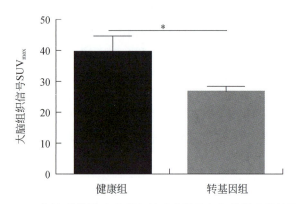

图 1-4-52　阿尔茨海默病小鼠与健康小鼠脑组织代谢比较统计图

健康小鼠组和 APP 转基因小鼠组脑组织代谢信号强度的柱形图，两个样本均数的 t 检验差异有统计学意义（$*P < 0.05$）

第六节　阿尔茨海默病患者 MRI 病例分析

病例 1　患者男性，69 岁，因"记忆力下降 1 年"入院。入院查体：心率 81 次 / 分，血压 132/72mmHg，心、肺、腹查体未见异常。专科查体：神志清楚，定向力正常，瞬时及短时记忆力下降，远期记忆力正常，计算力、理解力、判断力正常，脑神经查体未见异常，四肢肌力、肌张力正常，痛觉对称存在，双上肢腱反射正常，双下肢腱反射减弱，病理征（-），脑膜刺激征（-）。既往史：否认高血压、糖尿病或心脏疾病史。家族史：无特殊。辅助检查：头颅 MRI 示脑白质脱髓鞘改变（图 1-4-53～图 1-4-55）。智力状态检查量表（MMSE）21 分，蒙特利尔认知评估量表（MoCa）18 分。

定位：大脑皮质。定性：变性。诊断：阿尔茨海默病（早期）。

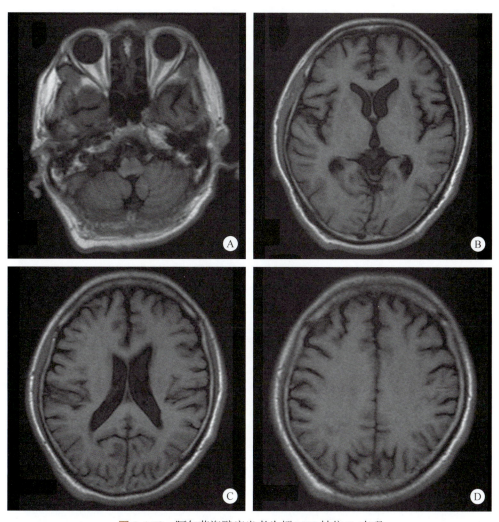

图 1-4-53　阿尔茨海默病患者头颅 MRI 轴位 T_1 表现

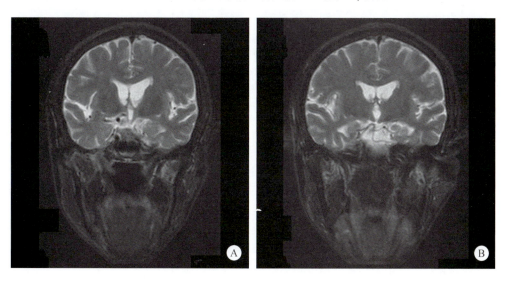

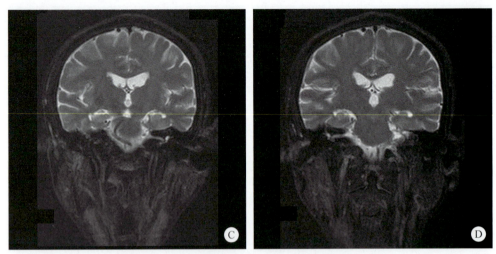

图 1-4-54 阿尔茨海默病患者头颅 MRI 冠状位 T_2 表现

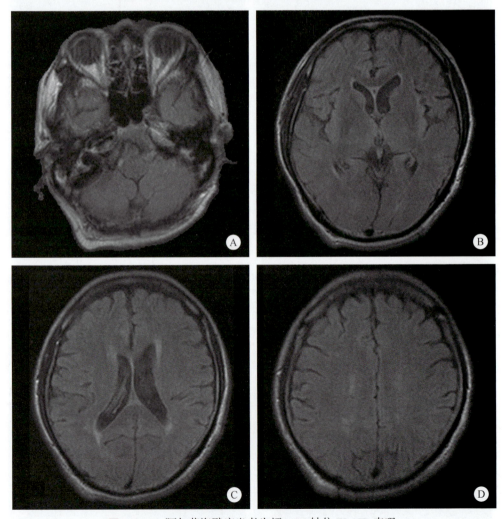

图 1-4-55 阿尔茨海默病患者头颅 MRI 轴位 FLAIR 表现

病例2 患者男性,83岁,因"记忆力下降半年"入院。入院查体:心率78次/分,血压135/89mmHg,心、肺、腹查体未见异常。专科查体:神志清楚,定向力正常,注意力、瞬时及短时记忆力下降,远期记忆力正常,计算力下降,理解力、判断力正常,脑神经查体未见异常,四肢肌力、肌张力正常,痛觉对称存在,四肢腱反射对称减弱,病理征(-),脑膜刺激征(-)。家族史:无特殊。既往史:患"糖尿病",未规律监测血糖和服药治疗。辅助检查:头颅MRI示脑白质脱髓鞘改变,脑萎缩,右侧上颌窦炎(图1-4-56~图1-4-58)。MMSE 16分。

定位:大脑皮质。定性:变性。专科诊断:阿尔茨海默病。

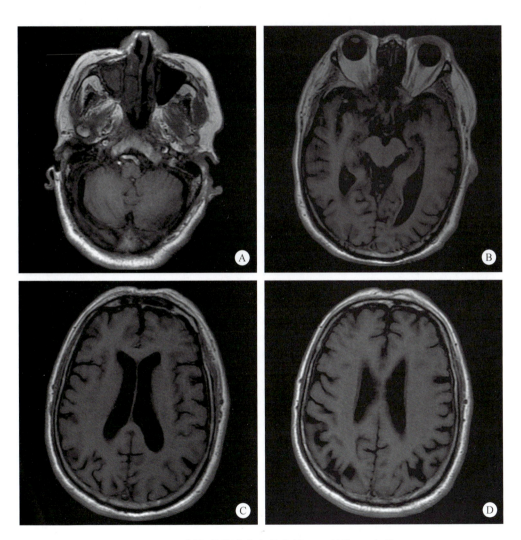

图1-4-56 阿尔茨海默病患者头颅MRI轴位T_1表现

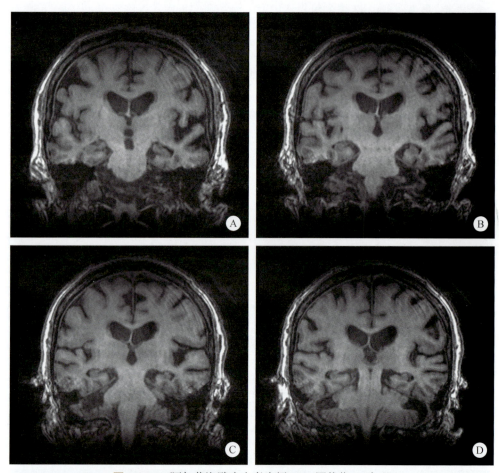

图 1-4-57 阿尔茨海默病患者头颅 MRI 冠状位 T_1 表现

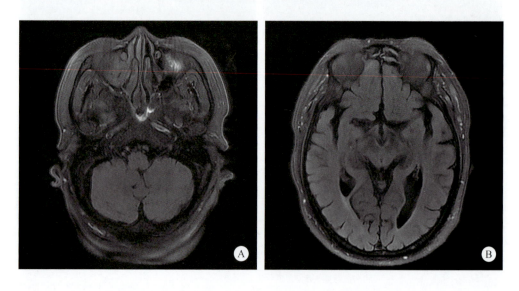

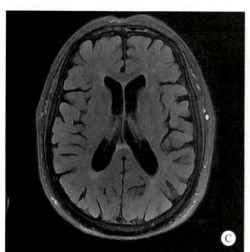 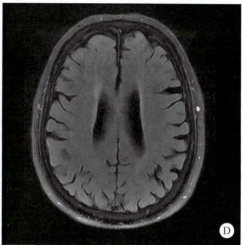

图 1-4-58 阿尔茨海默病患者头颅 MRI 轴位 FLAIR 表现

> **病例 3** 患者女性，76 岁，因"记忆力下降 3 年，加重 6 个月余"就诊。专科查体：神志清楚，定向力正常，计算力、记忆力下降，理解力判断力下降，脑神经查体未见异常，四肢肌力、肌张力正常，共济运动正常，腱反射正常，病理征（-）。家族史：无特殊。既往史：否认高血压、糖尿病或心脏疾病史。辅助检查：MoCA 6/30，头颅 MRI 示脑萎缩，双侧额叶散在小缺血灶，右侧上颌窦炎（图 1-4-59~图 1-4-61）。
> 定位：大脑皮质。定性：变性。专科诊断：阿尔茨海默病

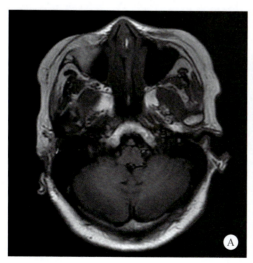 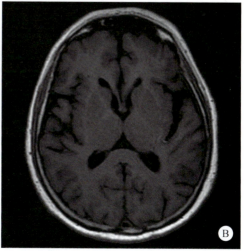

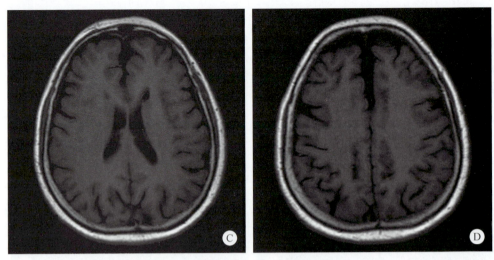

图 1-4-59　阿尔茨海默病患者头颅 MRI 轴位 T_1 表现

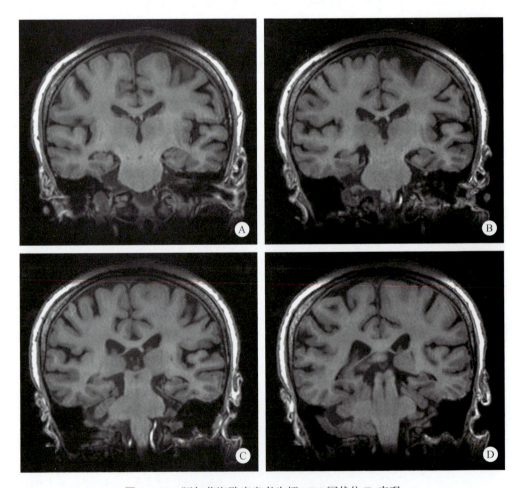

图 1-4-60　阿尔茨海默病患者头颅 MRI 冠状位 T_1 表现

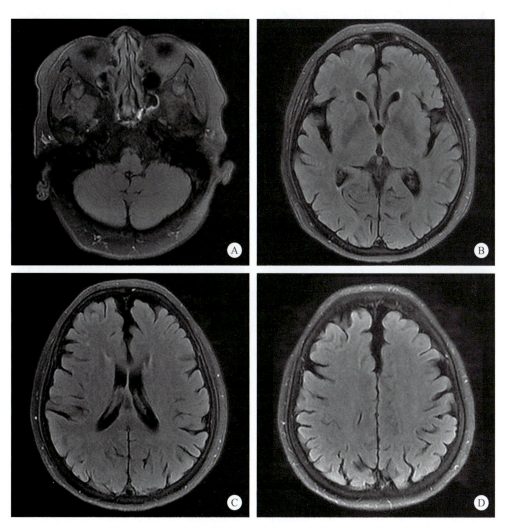

图 1-4-61　阿尔茨海默病患者头颅 MRI 轴位 FLAIR 表现

病例4　患者男性，72岁，因"记忆力下降3年余，加重2个月余"入院。专科查体：神志清楚，时间、空间定向力下降，理解力稍下降，计算力、记忆力、执行力下降，脑神经查体未见异常，四肢肌力、肌张力正常，指鼻试验、跟膝胫试验正常，双侧反射对称引出，病理征、脑膜刺激征（-）。家族史：无特殊。既往史：否认高血压、糖尿病或心脏疾病史。头颅MRI示脑萎缩，颅内散在缺血灶（图1-4-62～图1-4-64）。

定位：大脑皮质。定性：变性。诊断：阿尔茨海默病。

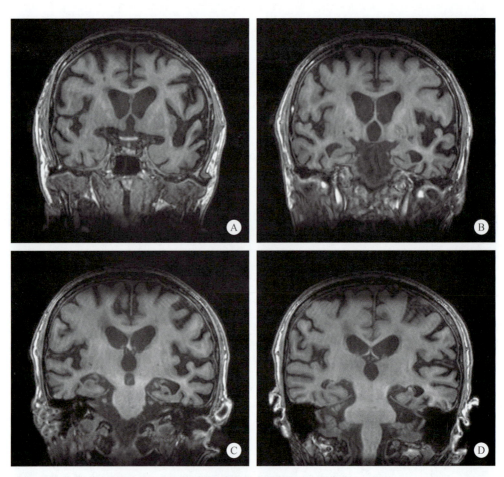

图 1-4-62　阿尔茨海默病患者头颅 MRI 冠状位 T_1 表现

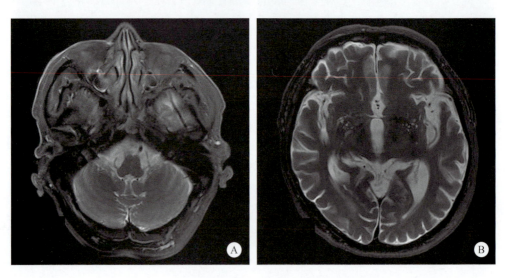

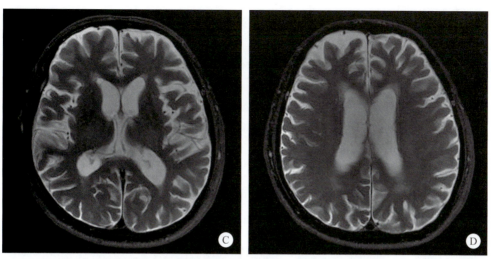

图 1-4-63　阿尔茨海默病患者头颅 MRI 轴位 T_2 表现

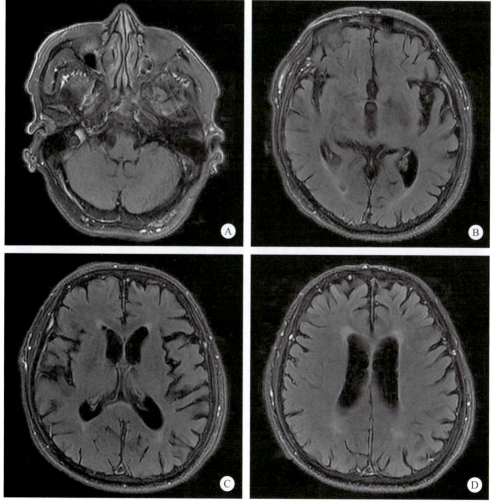

图 1-4-64　阿尔茨海默病患者头颅 MRI 轴位 FLAIR 表现

病例5 患者女性，79岁，因"间断性记忆力减退3+年，加重半年"入院。专科查体：神志清楚，远近记忆力下降，计算力、理解力、判断力均正常。脑神经查体未见异常。四肢肌力、肌张力正常，指鼻试验、跟膝胫试验正常。痛觉对称存在。双上肢腱反射对称引出，双下肢膝反射对称减弱。病理征（-），脑膜刺激征（-）。家族史及既往史：无特殊。辅助检查：头部MRI示脑白质脱髓鞘，脑萎缩（图1-4-65～图1-4-67）。

定位：大脑皮质。定性：变性。诊断：阿尔茨海默病。

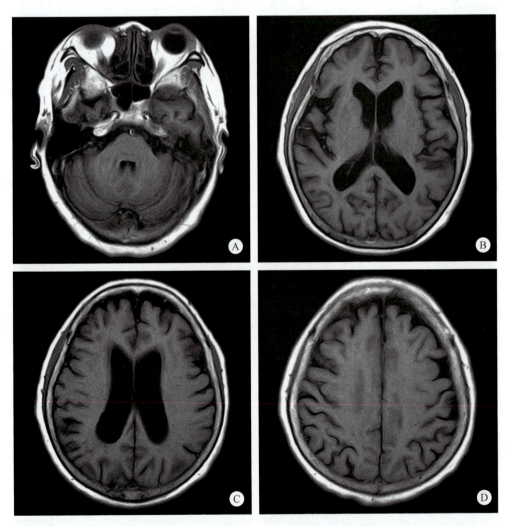

图1-4-65　阿尔茨海默病患者头颅MRI轴位T_1表现

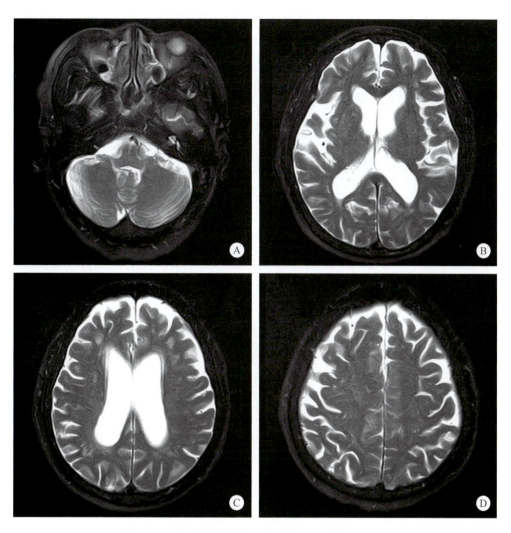

图 1-4-66　阿尔茨海默病患者头颅 MRI 轴位 T_2 表现

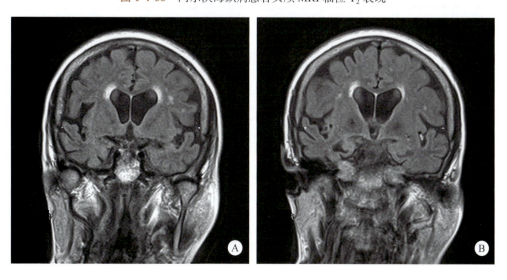

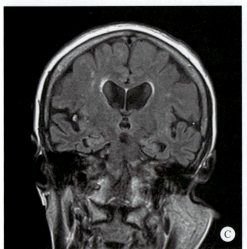
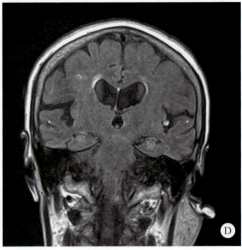

图 1-4-67　阿尔茨海默病患者头颅 MRI 冠状位 FLAIR 表现

病例 6　患者男性，56 岁，因"自言自语 2 年，行为异常 9 个月"入院。专科查体：神志清楚，定向力正常，理解力、判断力、近记忆力、计算力下降，远期记忆力正常，未引出幻觉或妄想，脑神经查体未见异常。四肢肌力 5 级，肌张力增高，双侧指鼻试验尚可，跟膝胫试验不合作，闭目难立征（-），深浅感觉查体不合作，四肢腱反射对称存在，霍夫曼征（-），掌颌反射（-），右侧巴宾斯基征（+），左侧巴宾斯基征（-），脑膜刺激征（-）。既往史、家族史：无特殊。头颅 MRI 示颅内双侧额颞叶显著脑萎缩、变性表现，双侧侧脑室额角、颞角、脑沟、脑池对称性扩大，脑白质脱髓鞘改变（图 1-4-68，图 1-4-69）。

定位：额颞叶。定性：变性。诊断：额颞叶痴呆（FTD）- 行为变异亚型。

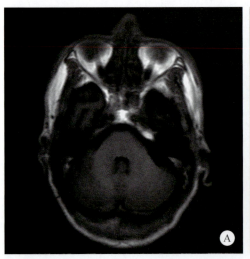
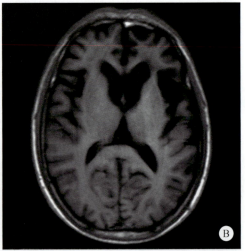

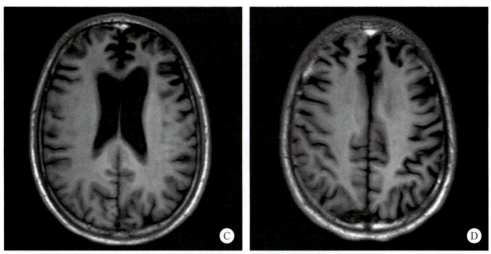

图 1-4-68　额颞叶痴呆患者头颅 MRI 轴位 T_1 表现

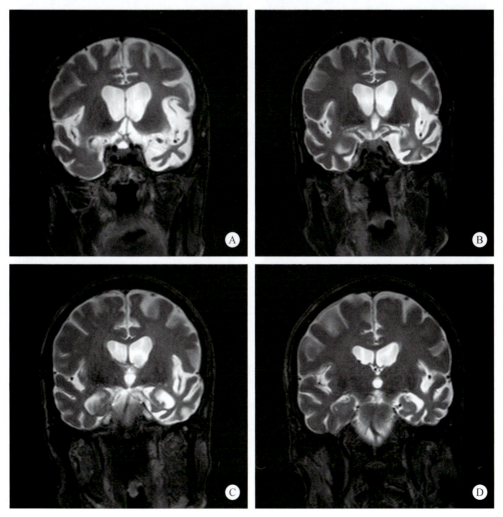

图 1-4-69　额颞叶痴呆患者头颅 MRI 冠状位 T_2 表现

病例 7 患者男性，57 岁，患者因"进行性言语不流利 1 年"入院。专科查体：神志清楚，言语不流利，定向力正常，近记忆力、计算力下降，语言理解力稍下降，命名正常，不能完整复述一个长句子，双侧鼻唇沟对称，无口角歪斜，悬雍垂居中，双侧软腭上抬动度正常，双侧咽反射正常，伸舌居中，未见舌肌萎缩或震颤。四肢肌力、肌张力正常，共济运动正常，双侧痛觉对称存在，双上肢腱反射减弱，下肢腱反射正常，掌颌反射（−），霍夫曼征（−），病理征（−）。脑膜刺激征（−）。既往史及家族史：无特殊。头颅 MRI：脑萎缩，白质轻度脱髓鞘改变（图 1-4-70 ~ 图 1-4-72）。肌电图：胸锁乳突肌、四肢肌电图未见异常，重复电刺激检查未见异常。新斯的明试验（−）。

定位：大脑皮质。定性：变性。专科诊断：额颞叶痴呆 - 进行性非流利性失语（PNFA）亚型。

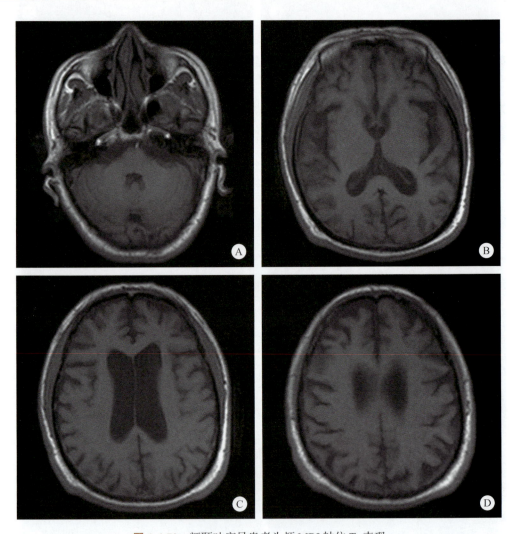

图 1-4-70　额颞叶痴呆患者头颅 MRI 轴位 T_1 表现

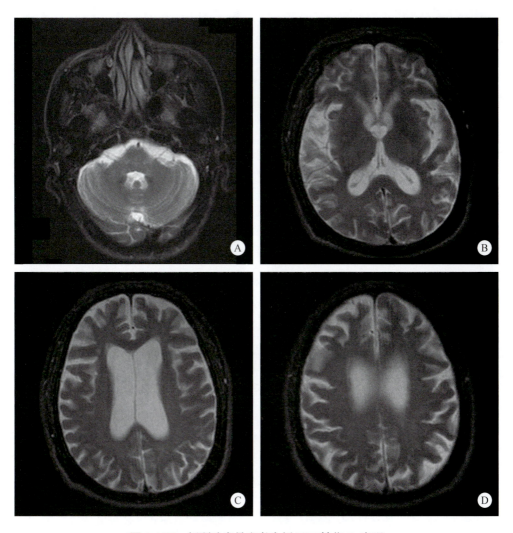

图 1-4-71 额颞叶痴呆患者头颅 MRI 轴位 T_2 表现

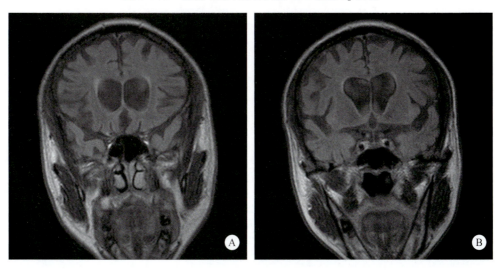

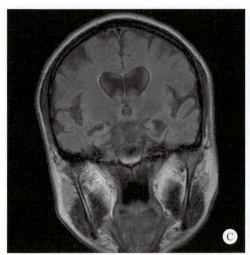
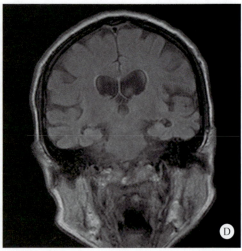

图1-4-72 额颞叶痴呆患者头颅MRI冠状位FLAIR像表现

病例8 患者女性，52岁，因"行为异常3年，加重伴吐字不清11个月，右上肢无力3个月"入院。专科查体：神志清楚，人物和空间定向力正常，记忆力、计算力、理解力下降，主动语言少，表情淡漠，衣着不整齐，反应迟钝。构音障碍，悬雍垂居中，软腭上抬有力，咽反射存在，舌肌萎缩伴震颤，余脑神经检查未见异常。右手第一骨间肌萎缩，右上肢可见肌束震颤，右上肢远近端肌力5-级，左上肢及双下肢肌力5级，共济运动正常。深浅感觉未见异常。四肢腱反射正常，吸吮反射（+），右侧胸大肌反射（+），双侧霍夫曼征（+），双侧掌颌反射（+）。病理征（-）。脑膜刺激征（-）。MMSE 16/30分，MoCA 14/30分。额叶功能评估量表（FAB）12/18分，额叶行为量表（FBI）11/18分。头颅MRI：以双侧额颞叶为主的弥漫性脑萎缩（图1-4-73）。肌电图：右胫骨前肌、左腓肠肌内侧头、右股四头肌内侧头、左拇短展肌、右第一骨间背侧肌、左肱二头肌、右胸锁乳突肌、右舌肌呈神经源性损害。延髓舌下神经核、颈段、胸段和腰段脊髓前角病变可能性大。

诊断：额颞叶痴呆合并肌萎缩侧索硬化（ALS）。

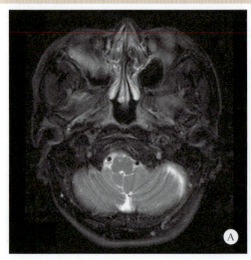
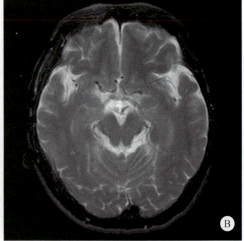

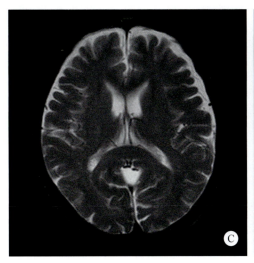
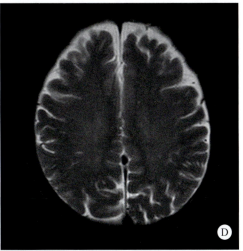

图 1-4-73　额颞叶痴呆合并肌萎缩侧索硬化患者头颅 MRI 轴位 T_2 表现

第七节　阿尔茨海默病患者 PET 病例分析

阿尔茨海默病患者 FDG-PET 脑显像的病理学机制是由神经元大量丢失和突触活性、密度减低引起的。阿尔茨海默病主要以颞顶叶症状为主，以后可累及额叶，而基底核、丘脑和小脑通常不受累。Herholz 等多中心大样本研究发现，阿尔茨海默病患者 FDG-PET 脑显像的典型表现为在早期阶段扣带回后部和楔叶代谢减低，随后出现颞-顶叶后部代谢减低，多为双侧且常常不对称改变，而额叶代谢减低常常出现在疾病晚期。将这些 FDG 摄取减少的脑区作为评估标准，来诊断轻、中、重度阿尔茨海默病，患者的敏感度与特异度均分别是 90% 和 89%，高于临床诊断标准的特异性（70%）。

病例 1　患者女性，59 岁，记忆力下降 6 年余。1 年前 CT 检查提示脑皮质萎缩，MRI 提示双侧额叶白质少许缺血灶。FDG-PET 表现：双侧顶叶皮质放射性摄取明显减低，左侧为著，部分枕叶皮质受累。左侧前额背外侧皮质、左颞外侧皮质放射性摄取较对侧明显减低。后扣带回放射性摄取明显减低。双侧颞叶内侧海马区放射性摄取未见明显异常（图 1-4-74～图 1-4-77）。

诊断：阿尔茨海默病。

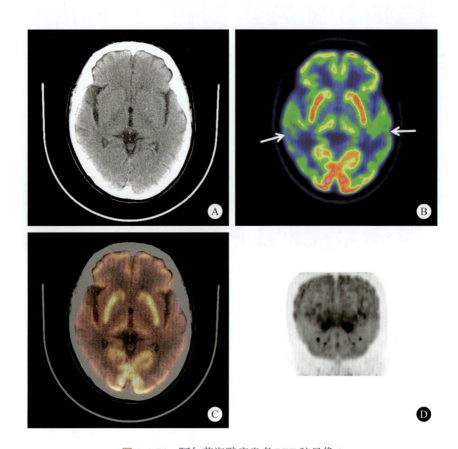

图 1-4-74 阿尔茨海默病患者 PET 脑显像 1

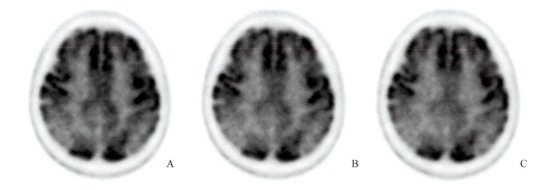

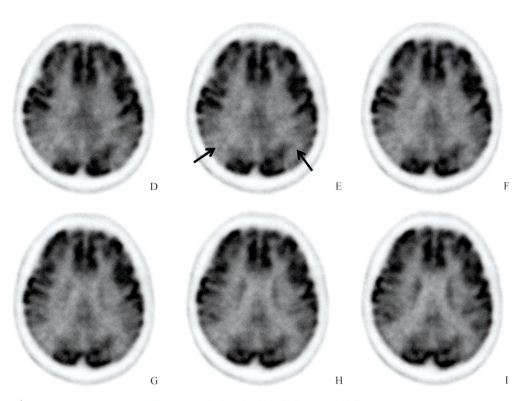

图 1-4-75 阿尔茨海默病患者 PET 脑显像 2
箭头所示双侧大脑枕叶放射性分布稀疏

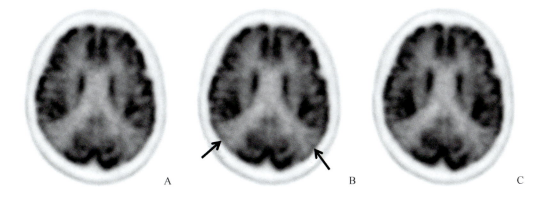

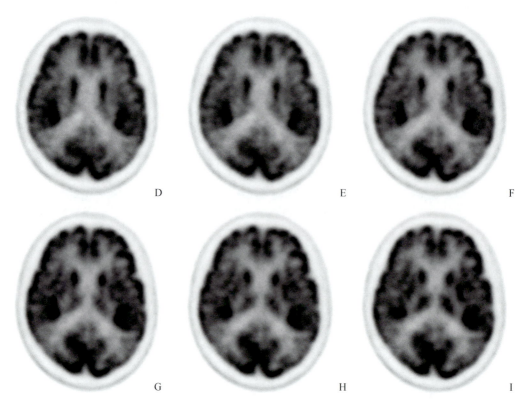

图1-4-76　阿尔茨海默病患者PET脑显像3

箭头所示双侧大脑枕叶放射性分布稀疏

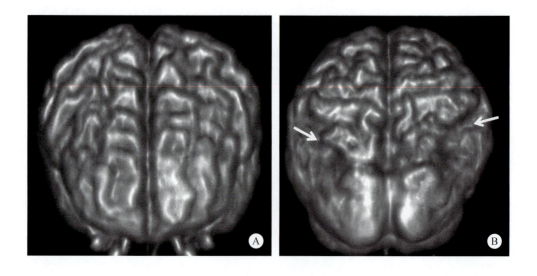

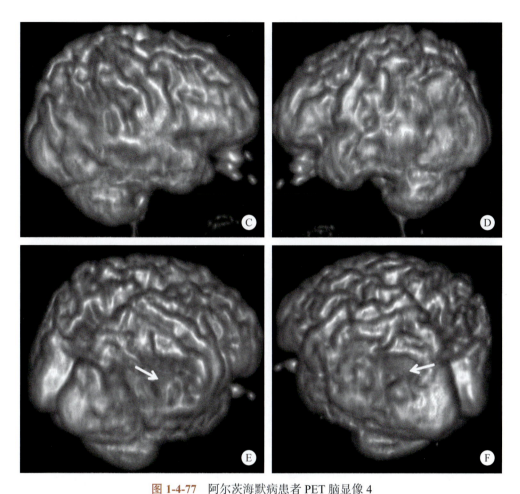

图 1-4-77 阿尔茨海默病患者 PET 脑显像 4
A. 前；B. 后；C. 右；D. 左；E. 右斜；F. 左斜
箭头所示部分枕叶皮质受累。左侧前额背外侧皮质、左颞外侧皮质放射性摄取较对侧明显减低，后扣带回放射性摄取明显减低

病例2 患者男性，55岁，不认识回家的路2年，不能执行日常工作1年。查体：对答迟缓，找词困难，语调较低，表情平淡，情感反应肤浅。FDG-PET 表现：双侧顶叶皮质放射性摄取明显减低，左侧为著，部分枕叶皮质受累。左侧前额背外侧皮质、左颞外侧皮质放射性摄取较对侧明显减低。后扣带回放射性摄取明显减低。双侧颞叶内侧海马区放射性摄取未见明显异常（图1-4-78～图1-4-80）。

诊断：阿尔茨海默病。

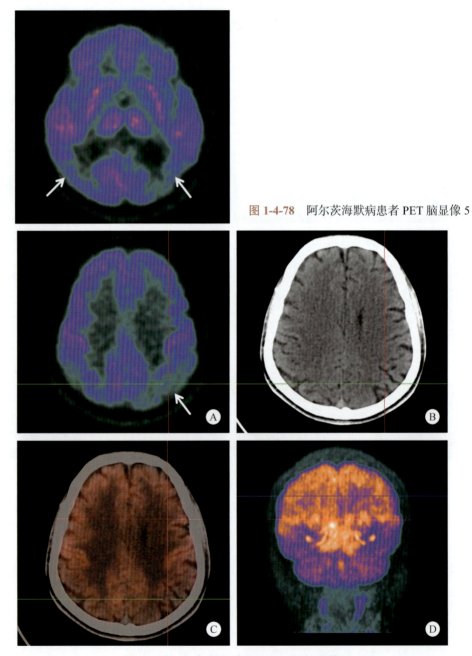

图 1-4-78 阿尔茨海默病患者 PET 脑显像 5

图 1-4-79 阿尔茨海默病患者 PET 脑显像 6

大脑双侧顶叶皮质放射性摄取明显减低，左侧为著，部分枕叶皮质受累；双侧颞叶内侧海马放射性摄取未见明显异常

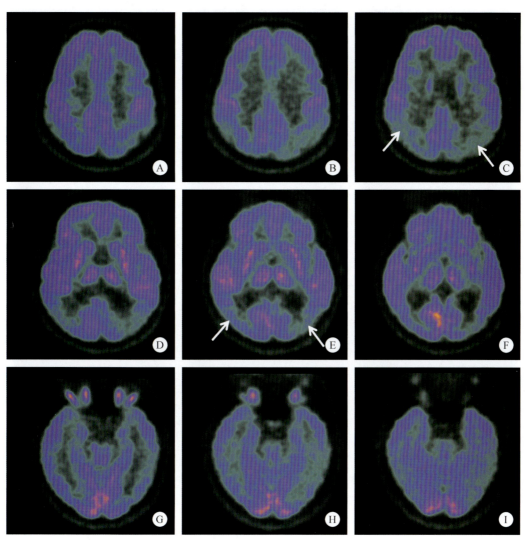

图 1-4-80　阿尔茨海默病患者 PET 脑显像 7
箭头所示双侧顶叶皮质放射性摄取明显减低，左侧为著，部分枕叶皮质受累

第二篇

帕金森病

第五章 概 论

帕金森病（Parkinson's disease，PD）是仅次于阿尔茨海默病的第二大常见的神经系统退行性疾病，又称为震颤麻痹，是一种隐匿起病、进行性发展的以行动迟缓、肌强直、静止性震颤和姿势不稳等运动症状为核心临床表现的神经系统变性疾病。1817 年由英国医生 James Parkinson 首次描述，本病常见于 60 岁以上人群，65 岁以上人群的患病率是 1.6%～1.7%。

帕金森病的病理学特点包括黑质多巴胺能神经元变性丢失，纹状体多巴胺神经递质减少，细胞内嗜酸性路易小体形成。尽管人们对帕金森病的发病过程有很多研究，但其发病机制尚不十分清楚。经典的病理生理机制认为是"黑质-纹状体-丘脑-皮质"环路的异常，有直接通路和间接通路。直接通路是含有 D1 受体的神经元，多巴胺起兴奋作用，但含 D1 受体的神经元发出抑制性的投射纤维到苍白球的内侧分（GPi），而 GPi 发出抑制性投射纤维到丘脑，再由丘脑发出兴奋性投射纤维到运动皮质；而间接通路含有 D2 受体的神经元，多巴胺起抑制作用，而含 D2 受体的神经元发出抑制性的投射纤维到苍白球的外侧分（GPe），再发出抑制性投射纤维到丘脑底核（STN），由 STN 发出抑制性纤维到 GPi。正常情况下，直接通路和间接通路功能正常，基底核的传出功能正常，维持正常的运动功能。而帕金森病患者黑质纹状体通路病变造成纹状体多巴胺含量下降，直接通路和间接通路均受损，最终导致 GPi 传出活动增加，对丘脑的抑制作用加强，进而丘脑对皮质的兴奋作用减弱，从而导致了患者出现肌强直和运动迟缓。

由于帕金森病缓慢隐匿起病，在运动症状出现之前的漫长过程中，虽然脑内的多巴胺神经元已经出现退变，但是临床尚无任何症状或仅逐渐出现非运动症状，当多巴胺神经元减少 50% 以上、纹状体的含量减少 70%～80% 以上时，患者才会因出现运动症状而去就诊并获得诊断。帕金森病的诊断主要基于患者的运动症状，目前临床使用的诊断标准是 1992 年英国脑库发布的帕金森病诊断标准和 2015 年国际运动障碍病协会（MDS）发布的帕金森病诊断标准。这里简单介绍 MDS 的诊断标准：首先需要判断患者是否具有帕金森病的表现，即患者如有"运动迟缓"，加上"静止性震颤"或"肌强直"中的任何一项，即可诊断患者具有帕金森病的表现。然后根据支持标准（4 条）、排除（9 条）、警示征象（10 条），判断患者是"临床很可能的帕金森病"还是"临床确诊的帕金森病"。随着疾病进展，患者才出现步态、姿势平衡障碍，为了更早确定诊断，在判定患者是否为帕金森病时，已经不再纳入这一表现。影像学诊断帕金森病包括结构磁共振成像（MRI）和功能影像学方法。MRI 及弥散加权成像（DWI）主要用于排除其他疾病，起鉴别诊断作用。最敏感方法为单光子发射计算机体断层显像（SPE-CT）对突触前多巴胺神经元末梢多巴胺转运体功能的检测。此外，磁共振波谱（MRS）测定脑内代谢物的浓度，可以了解脑组织的代谢及神经元的功能改变；葡萄糖-PET 检查可以了解脑内葡萄糖代谢情况；功能 MRI 可以观察脑功能环路的改变。经颅超声成像技术（TCS）作为一种新的非侵入性超声成像技术，发现帕金森病患者的黑质有回声增强，中国帕金森病的诊断标准已将黑质回声增强面积超过 20mm^2 作为帕金森病的支持标准之一，为帕金森病的诊断提供了新的途径。

目前尚无能够治愈帕金森病的药物，用药均为改善症状、对症治疗，主要有以下几种：左旋多巴类制剂、多巴胺受体激动剂、单胺氧化酶抑制剂（MAOBI）、儿茶酚胺氧位甲基转移酶抑制剂（COMTI）、金刚烷胺、抗胆碱能药物等。多巴胺受体激动剂包括非麦角类的受体激动剂如吡贝地尔、普拉克索、罗匹尼罗、罗替戈汀等；MAOBI 包括司来吉兰、雷沙吉兰；COMTI 包括恩他卡朋、托卡朋等。帕金森病的神经保护治疗和疾病修饰治疗尚无肯定的药物，目前尚在研究中。

有关帕金森病的基础研究主要在动物模型上进行。帕金森病动物模型一般可分为两种：一是利用生活中存在的或者半合成的神经毒素造模，另一种是利用帕金森病相关基因产生突变造模。6-羟基多巴胺（6-OHDA）和 1-甲基-4-苯基-1, 2, 3, 6-四氢吡啶（MPTP）是使用最广泛的神经毒素；另外，鱼藤酮是最新发现的用于帕金森病造模的稳定的神经毒素。所有神经毒素造模的共同特点是产生氧化应激，进而引起多巴胺能神经元细胞的死亡。

造模的方法有全身性的系统给药和脑内定位注射两种。基因突变模型的造模机制主要是根据帕金森病致病基因（如 α-synuclein、parkin、LRRK2、PINK1、DJ-1 等）改变编码蛋白的表达及功能进行造模。目前应用较多的造模方法是利用病毒载体介导的转基因和基因敲除方法。

虽然帕金森病从发现到现在已经 200 年了，然而目前对其发病机制仍知之甚少。临床上尚未找到可以治愈的药物或疗法。因此，有关帕金森病的研究依然任重道远。而从解剖学、影像学、组织病理学不同层面及大鼠、树鼩、人等不同种属了解帕金森病系统信息和比较研究有助于加强对帕金森病的全面认识。

第六章　黑质和纹状体解剖学

大脑脚底与中脑被盖之间有一大的灰质团块即黑质，见于中脑全长。黑质致密部的神经元含有黑色素，所以在脑切片中，这些神经元呈现黑色。这是"黑质"名称的由来。黑质神经细胞富含黑色素，是脑内合成多巴胺的主要核团。黑质主要与端脑的新纹状体（尾状核和壳核）有往返纤维联系。在生理状态下，黑质是调节运动的重要中枢。如由于某些原因使黑质细胞变性丢失，多巴胺合成减少，从而引起震颤麻痹。纹状体是基底神经节的主要组成部分，包括豆状核（壳核和苍白球）和尾状核。壳核和尾状核通过大量条纹状细胞桥互相连接，所以得名纹状体。根据发生的早晚可分为新、旧纹状体，新纹状体指豆状核的壳和尾状核，旧纹状体指苍白球。纹状体与运动活动的开始和调节有关。

第一节　大鼠、树鼩和人的黑质解剖学

大鼠、树鼩和人的黑质解剖学见图 2-6-1～图 2-6-5。

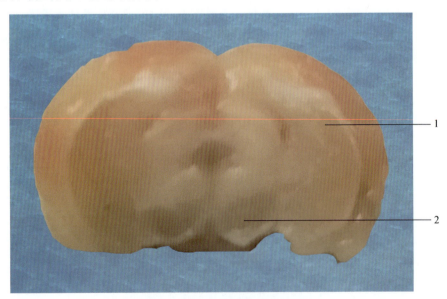

图 2-6-1　健康大鼠黑质冠状面观

1. 海马 hippocampus　　2. 黑质 substantia nigra

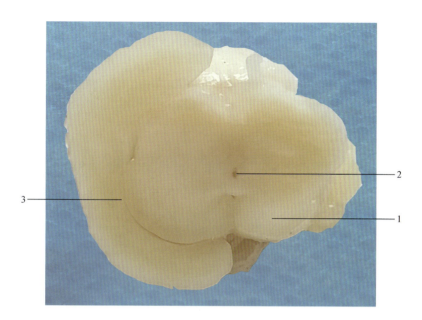

图 2-6-2　健康树鼩黑质冠状面观

1. 黑质 substantia nigra　　　3. 海马 hippocampus
2. 中脑水管 mesencephalic aqueduct

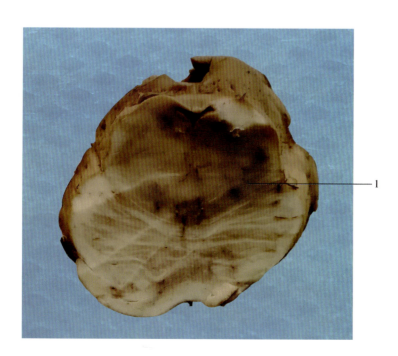

图 2-6-3　健康人的黑质冠状面观

1. 黑质 substantia nigra

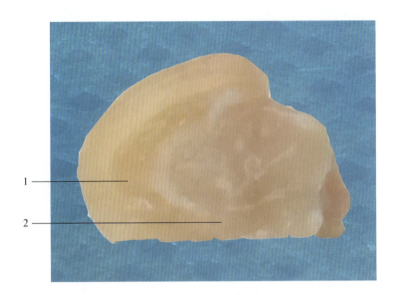

图 2-6-4 帕金森病大鼠黑质冠状面观

1. 海马 hippocampus   2. 黑质 substantia nigra

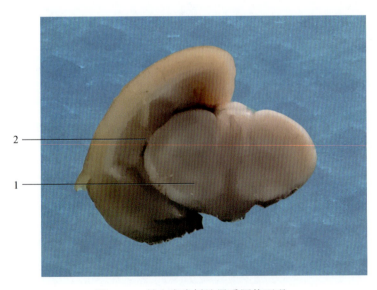

图 2-6-5 帕金森病树鼩黑质冠状面观

1. 黑质 substantia nigra   2. 海马 hippocampus

第二节 大鼠、树鼩和人的纹状体解剖学

大鼠、树鼩和人的纹状体解剖学见图 2-6-6～图 2-6-14。

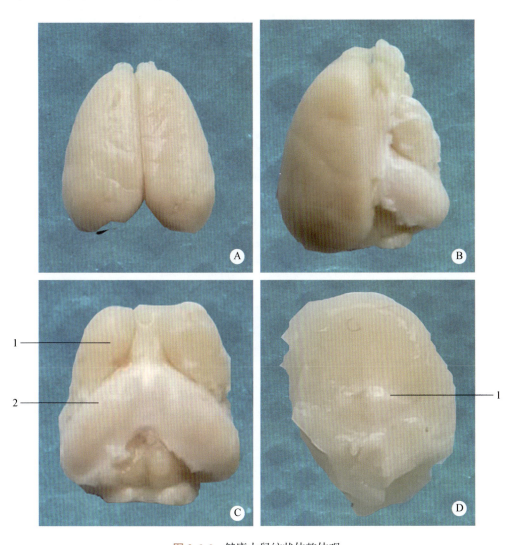

图 2-6-6 健康大鼠纹状体整体观
A. 大鼠的皮质；B. 右侧皮质剥除后暴露出上方的纹状体和下方的海马；C. 大鼠双侧皮质全部剥除；D. 纹状体的腹侧面
1. 纹状体 corpus striatum　　2. 海马 hippocampus

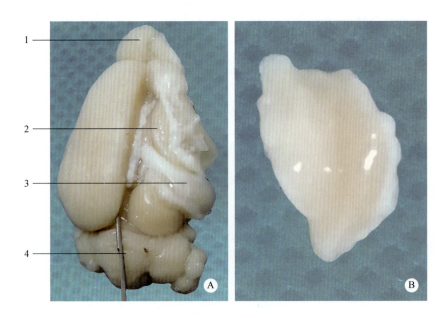

图 2-6-7 健康树鼩纹状体整体观

A. 去掉右侧皮质后暴露出海马及纹状体的树鼩大脑；B. 右侧树鼩大脑的纹状体
1. 嗅球 olfactory bulb
2. 纹状体 corpus striatum
3. 海马 hippocampus
4. 小脑 cerebellum

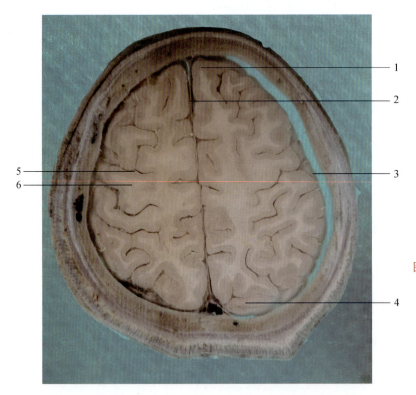

图 2-6-8 健康人大脑水平面观 1
1. 额叶 frontal lobe
2. 大脑镰 cerebral falx
3. 颞叶 temporal lobe
4. 枕叶 occipital lobe
5. 皮质 cortex
6. 髓质 medulla

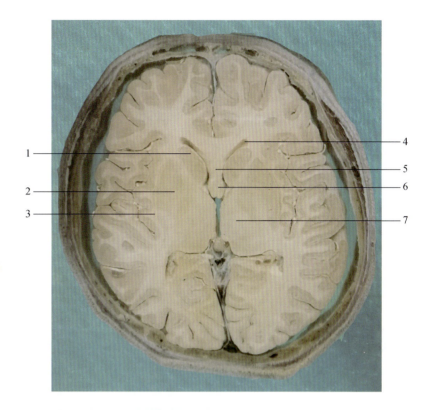

图 2-6-9 健康人大脑水平面观 2

1. 尾状核 caudate nucleus
2. 壳核 putamen
3. 屏状核 claustrum nucleus
4. 前角 anterior horn
5. 透明隔 septum pellucidum
6. 穹窿柱 column of fornix
7. 丘脑 thalamus

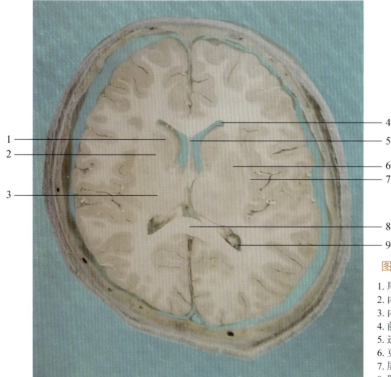

图 2-6-10 健康人大脑水平面观 3

1. 尾状核头 head of audate nucleus
2. 内囊前肢 anterior limb of internal capsule
3. 内囊后肢 posterior limb of internal capsule
4. 前角 anterior horn
5. 透明隔 septum pellucidum
6. 豆状核 lentiform nucleus
7. 屏状核 claustrum nucleus
8. 胼胝体压部 splenium of corpus callosum
9. 后角 posterior horn

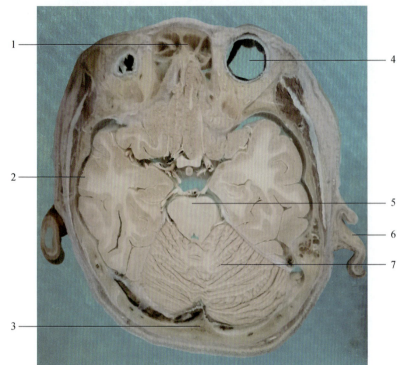

图 2-6-11　健康人大脑水平面观 4

1. 鼻腔 nasal cavity
2. 颞叶 temporal lobe
3. 枕内隆凸 protuberantia occipitalis interna
4. 眼眶 eye socket
5. 脑桥 pons
6. 耳郭 auricula
7. 小脑 cerebellum

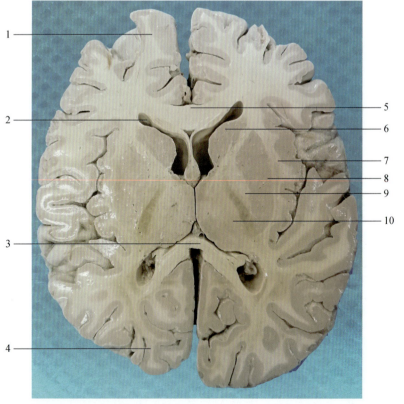

图 2-6-12　健康人内囊水平面观

1. 额叶 frontal lobe
2. 侧脑室 lateral ventricle
3. 胼胝体压部 splenium of corpus callosum
4. 枕叶 occipital lobe
5. 胼胝体膝部 genu of corpus callosum
6. 尾状核 caudate nucleus
7. 屏状核 claustrum nucleus
8. 壳核 putamen
9. 苍白球 globus pallidus
10. 丘脑 thalamus

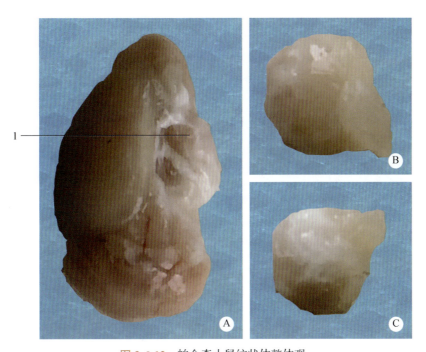

图 2-6-13 帕金森小鼠纹状体整体观

A. 右侧纹状体在大脑中的位置；B. 纹状体的腹侧面观；C. 纹状体的背侧面观
1. 纹状体 corpus striatum

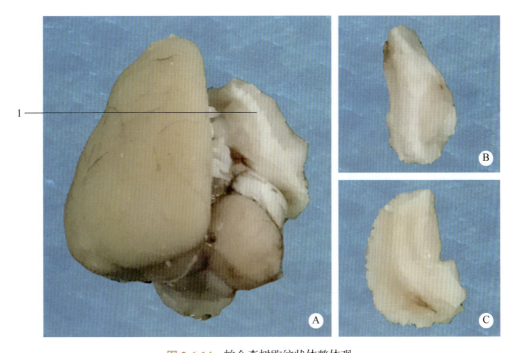

图 2-6-14 帕金森树鼩纹状体整体观

A. 右侧纹状体在大脑中的位置；B. 纹状体的背侧面观；C. 纹状体的腹侧面观
1. 纹状体 corpus striatum

第七章 黑质和纹状体组织学

组织学上黑质细胞富含黑色素,是脑内合成多巴胺的主要核团。这些含黑色素的神经元通过黑质纹状体通路投射到纹状体,输送一种称为多巴胺的神经递质。这种神经递质作用于纹状体中不同类型的神经元,有的起兴奋作用,有的起抑制作用。由于许多不明原因导致黑质神经细胞变性、多巴胺合成减少,基底核环路异常,从而引起帕金森病。

第一节 大鼠、树鼩和人的黑质组织学

大鼠、树鼩和人的黑质组织学见图 2-7-1 ~ 图 2-7-10。

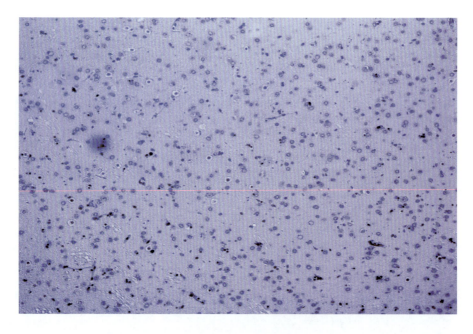

图 2-7-1 健康大鼠黑质(尼氏染色,100×)

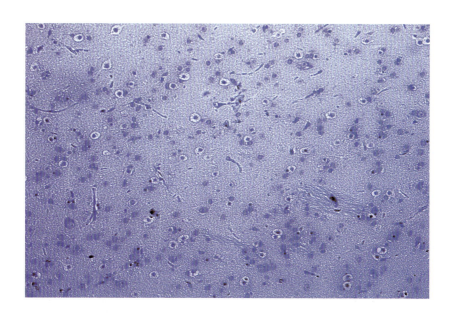

图 2-7-2　健康大鼠黑质（尼氏染色，200×）

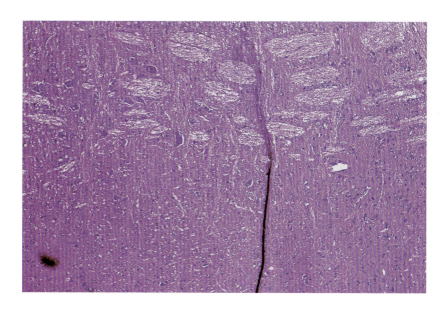

图 2-7-3　健康树鼩腹侧网状带黑质（HE 染色，200×）

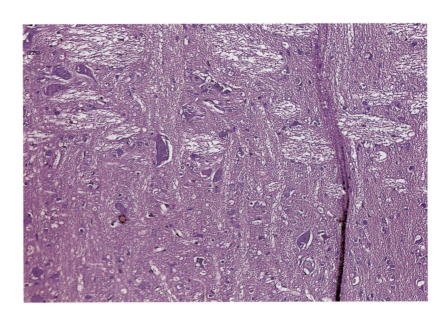

图 2-7-4　健康树鼩腹侧网状带黑质（HE 染色，400×）

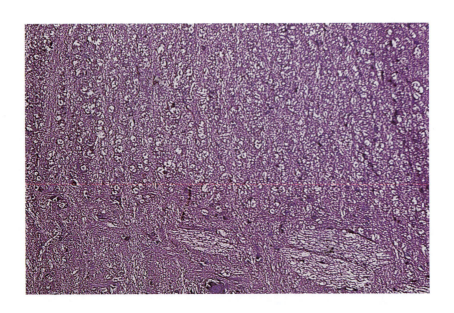

图 2-7-5　健康树鼩背侧致密带黑质（HE 染色，200×）

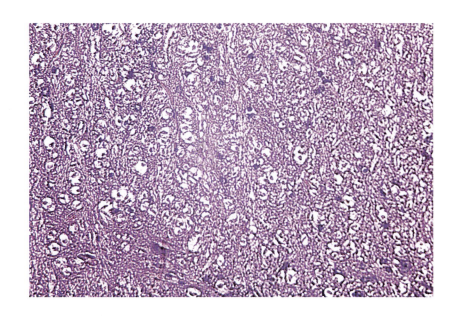

图 2-7-6　健康树鼩背侧致密带黑质（HE 染色，400×）

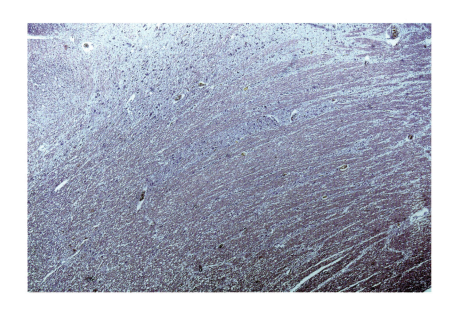

图 2-7-7　健康人黑质（尼氏染色，100×）

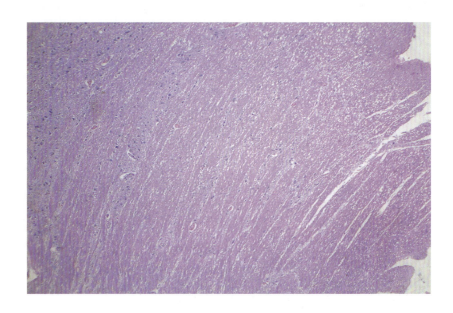

图 2-7-8　健康人黑质 1（HE 染色，100×）

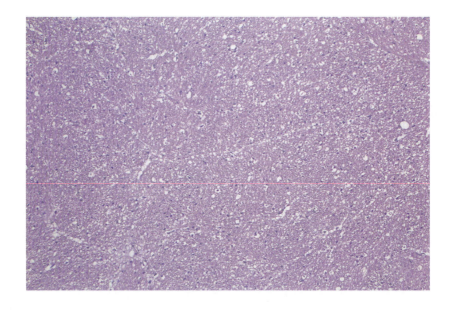

图 2-7-9　健康人黑质 2（HE 染色，100×）

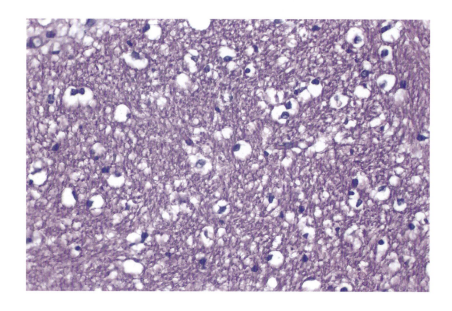

图 2-7-10　健康人黑质（HE 染色，400×）

第二节　大鼠、树鼩和人的纹状体组织学

大鼠、树鼩和人的纹状体组织学见图 2-7-11～图 2-7-20。

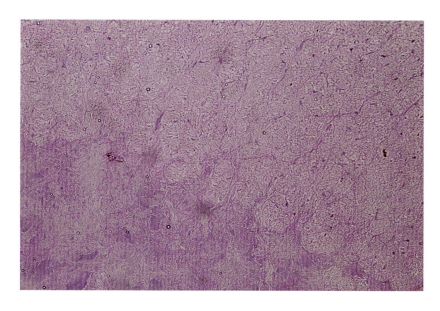

图 2-7-11　健康大鼠纹状体（HE 染色，200×）

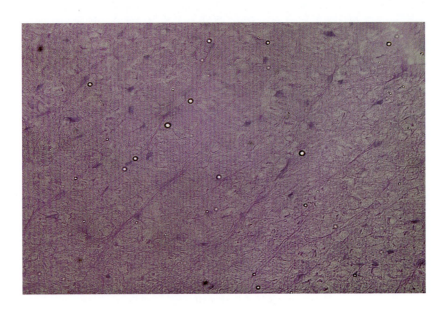

图 2-7-12　健康大鼠纹状体（HE 染色，400×）

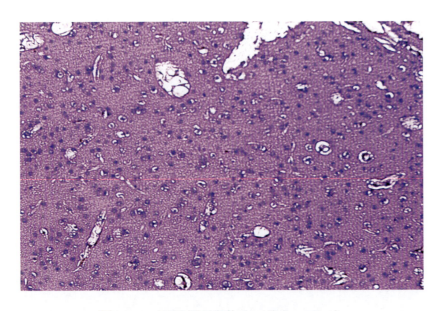

图 2-7-13　健康树鼩纹状体（HE 染色，200×）

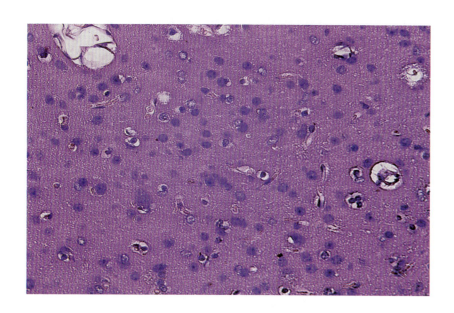

图 2-7-14 健康树鼩纹状体（HE 染色，400×）

图 2-7-15 健康人纹状体（尼氏染色，100×）

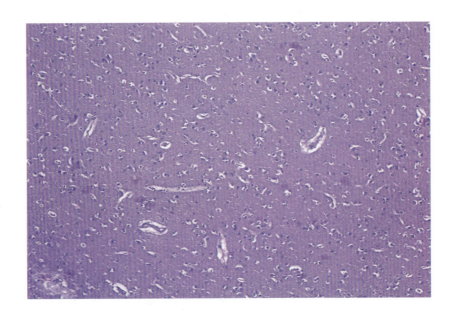

图 2-7-16　健康人纹状体（HE 染色，100×）

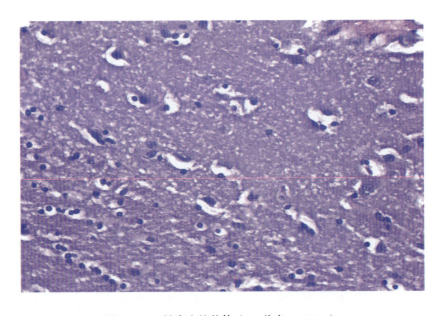

图 2-7-17　健康人纹状体（HE 染色，400×）

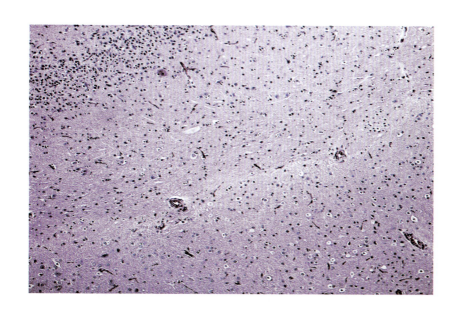

图 2-7-18　帕金森病大鼠纹状体（HE 染色，100×）

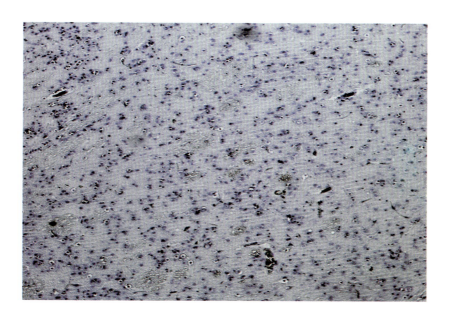

图 2-7-19　帕金森病大鼠纹状体（尼氏染色，100×）

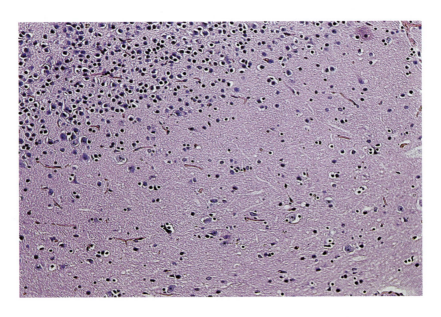

图 2-7-20　帕金森病树鼩纹状体（HE 染色，200×）

第八章 影像学

随着人们对疾病的认识和深入研究，以单光子发射计算机断层显像（SPE-CT）、正电子发射计算机断层成像（PET-CT）、磁共振成像（MRI）及经颅超声为代表的影像学也在飞速发展。SPE-CT 和 PET-CT 能选择性地对脑内代谢、神经递质、受体及转运体等的改变进行显像，为帕金森病诊断和鉴别提供客观依据。显像手段可以分为多巴胺能显像和非多巴胺显像。以往多巴胺能显像应用较多，可以清楚反映多巴胺能神经元缺失程度。多巴胺能显像包括神经递质显像、多巴胺受体显像、突触前膜多巴胺转运体显像。多巴胺显像是最具代表性的神经递质功能显像技术。

传统 MRI 成像信噪比及空间分辨率不清晰，难以发现帕金森病脑区的异常。随着技术发展的不断深入，定量的结构 MRI 已经证实可以帮助诊断帕金森病叠加综合征如多系统萎缩、进行性核上性麻痹。有研究报道对进行性核上性麻痹的鉴别敏感性高达 74%～84%，特异性高达 79%～94%，主要依据大脑中脑区域的萎缩测定。MRI 有更高强度、更高灵敏度的信号，能显著增加脑部结构分辨率及对比度，使基底核结构形态更清晰，还能显示帕金森病区脑异常，使帕金森病诊断准确性得到进一步提升；其他功能 MRI（fMRI）研究发现即使早期帕金森病患者在 DWI、DTI 上表现为部分各向异性（FA）减少而表观扩散系数（ADC）无改变。这些病例显示 MRI 在帕金森病的诊断上有重要作用。

PET 是继 CT 和核磁之后应用于临床的一种新型的影像。以代谢显像和定量分析为基础的 PET-CT，利用人体代谢所必需的物质，如葡萄糖、蛋白质、核酸、脂肪酸等标记短寿命的放射性核素制成显像剂注入人体后进行扫描成像。在恶性肿瘤组织呈现出的高代谢图像会和正常低代谢的情况有着强烈的对比，反映出来后就可对病变进行诊断和分析。PET-CT 则是在此根据之上运用 CT 断层扫描优势来进行更精确的病灶定位。PET-CT 是目前唯一可在活体上显示生物分子代谢、受体、神经递质、神经炎症的新型影像技术，现已广泛用于多种疾病的诊断与鉴别诊断、病情判断、疗效评价、脏器功能研究等方面，有着灵敏度高、特异性高、全身显像、安全性好等特点。

第一节 帕金森病患者磁共振病例分析

病例 1 患者女性，63 岁，因"左上肢颤抖 1 年余，左下肢颤抖不足 8 个月，加重伴僵硬不足 4 个月"入院。既往史：有高血压病史，未规律用药，否认服用利血平抗高血压。

有血糖升高病史（具体不详）。否认抗精神病药物使用史。无传染病史，否认药物过敏史、外伤史。查体：心率 83 次/分，血压 132/83mmHg。神志清楚，言语流利，双瞳等大等圆，对光反射灵敏。双眼各向活动到位，无眼震。张口正常，下颌居中。双眼睑闭合有力，双侧鼻唇沟对称，悬雍垂居中，软腭抬举正常，咽反射灵敏，伸舌居中。四肢肌张力铅管样增高，左侧为著。四肢肌力5级。左侧上肢、下肢静止性震颤。四肢腱反射对称存在，病理征（-），感觉系统查体未见异常。颈软，克氏征（-），布氏征（-）。站立时头部前倾明显，行走时双上肢连带动作减少，双足拖地，转弯缓慢。心脏彩超：左心房略增大，室间隔略厚，二尖瓣关闭不全。头部 MRI：颅内未见明显异常（图 2-8-1）。

定位：黑质纹状体系统。定性：变性。诊断：帕金森病。

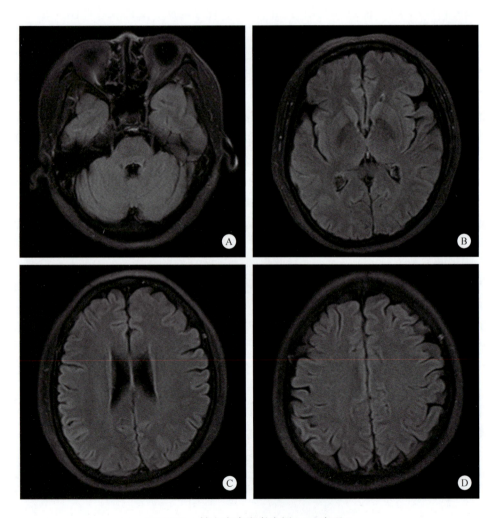

图 2-8-1 帕金森病患者头颅 MRI 表现 1

病例2 患者男性，61岁，因"右侧肢体僵硬伴动作缓慢1年余，加重伴行走费力3个月余"入院。既往史：否认糖尿病病史。入院查体：面具脸，扶入病房。血压141/76mmHg。内科系统查体未见异常。神经系统专科查体：神志清楚，对答切题，高级精神活动正常。脑神经检查未见异常。四肢肌张力增高，右侧肢体较左侧肢体明显。四肢肌力5级。深浅感觉检查双侧存在对称。双上肢腱反射（++），双下肢腱反射（+），病理征（-）。脑膜刺激征（-）。行走时起步困难，步幅小，步速慢，双上肢无连带运动。双手指对指运动减慢。头部MRI：双侧半卵圆中心散在缺血灶（图2-8-2）。

定位：黑质纹状体系统。定性：变性。诊断：帕金森病。

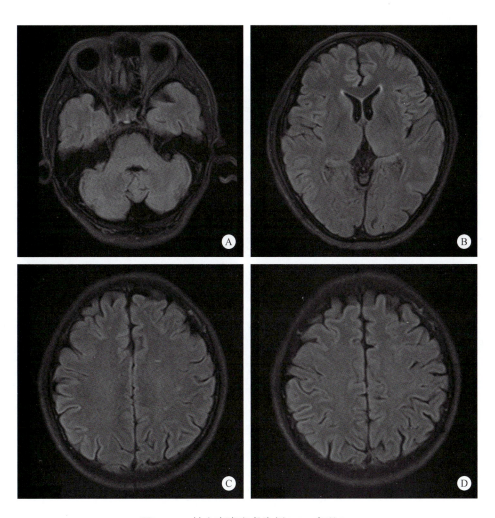

图2-8-2 帕金森病患者头颅MRI表现2

病例3 患者女性，52岁，因"左手抖动3年余，右手抖动1年余，行走费力2个月余"入院。既往史：否认高血压、糖尿病病史。否认手术外伤史。入院查体：慢性病容，步入病房。血压128/76mmHg。内科系统查体未见异常。神经系统专科查体：神志清楚，对答切题，双上肢可见静止性震颤，左上肢较右上肢明显。行走缓慢，前倾前屈位，转身困难，左上肢连带运动减少。高级神经活动未见异常。声音低沉，语速缓慢。嗅觉减退，双瞳等大等圆，直径3mm，直接、间接对光反射正常。眼球各向运动到位，鼻唇沟对称，伸舌居中，其余脑神经检查未见异常。四肢肌力正常，肌张力增高，左上肢和左下肢肌张力增高明显。指鼻跟膝胫试验完成稳准。左上肢轮替动作不协调。四肢躯干针刺痛觉未见异常，深感觉正常。四肢腱反射对称引出。病理征（-）。脑膜刺激征（-）。头部MRI：普通三维扫描未见异常（图2-8-3）。膀胱残余尿检查未见异常。

定位：锥体外系。定性：变性。诊断：帕金森病。

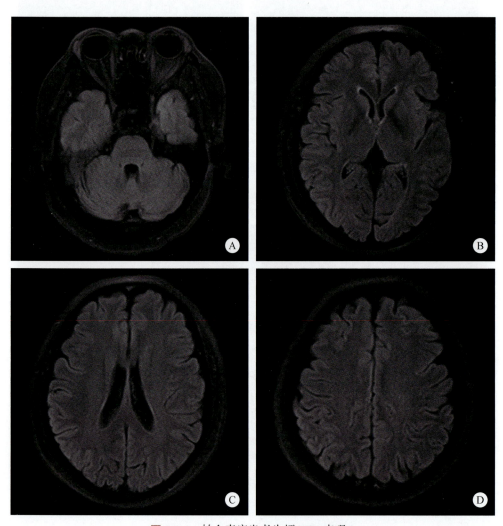

图2-8-3　帕金森病患者头颅MRI表现3

病例 4 患者男性，56 岁，因"右侧肢体抖动不足 1 年，行走缓慢 9 个月余，情绪低落不足 6 个月"入院。既往史：无特殊。头部 MRI：未见明显异常（图 2-8-4）。汉密尔顿焦虑抑郁量表提示中度抑郁、轻度焦虑。入院查体：神情淡漠，步入病房。内科查体无特殊。神经系统查体：神志清楚，对答切题，声音低沉，高级精神活动检查未见异常。嗅觉减退，其余脑神经检查未见明显异常。右侧肢体肌张力铅管样增高，四肢肌力正常。查体过程中可见右手和右下肢静止性震颤，指鼻、跟膝胫试验完成稳准，右手、脚轮替运动速度减慢、幅度减小。感觉系统查体未见异常。四肢腱反射对称（++），双侧掌颌反射（+），病理征（-），脑膜刺激征（-）。行走时屈曲体位，起步困难，呈碎步前冲表现（慌张步态）。

定位：黑质纹状体系统。定性：变性。诊断：帕金森病，抑郁状态，不宁腿综合征。

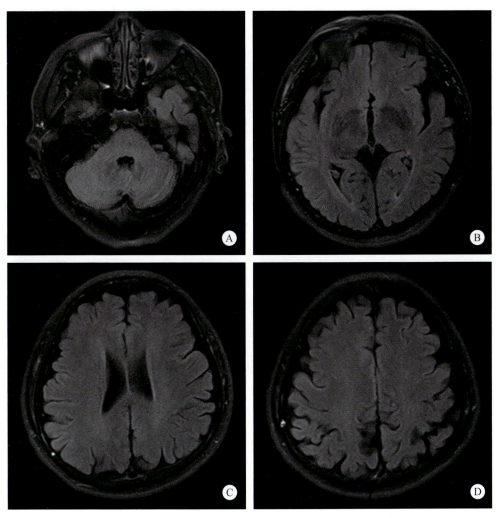

图 2-8-4 帕金森病患者头颅 MRI 表现 4

病例 5 患者女性，71 岁。因"肢体颤抖、行动困难 6 年余，幻觉和精神异常不足 1 年"入院。既往史：无特殊。头部 MRI：右侧额上回缺血病灶（图 2-8-5）。MMSE 25 分。入院查体：血压 112/65mmHg。内科查体无特殊。神经系统查体：神志清楚，对答切题，声音低微，记忆力下降，其余高级精神活动检查未见异常。脑神经检查未见明显异常。四肢肢体肌张力增高，右侧为甚，四肢肌力 5 级，右侧肢体可见明显静止性震颤，轻微姿势性震颤，双手轮替动作速度明显减慢。感觉系统查体未见异常。四肢腱反射对称（++），病理征（-）。颈软，脑膜刺激征（-）。躯干向前屈曲，行走缓慢，双上肢联带动作消失。

定位：黑质纹状体系统。定性：变性。诊断：帕金森病，器质性精神障碍。

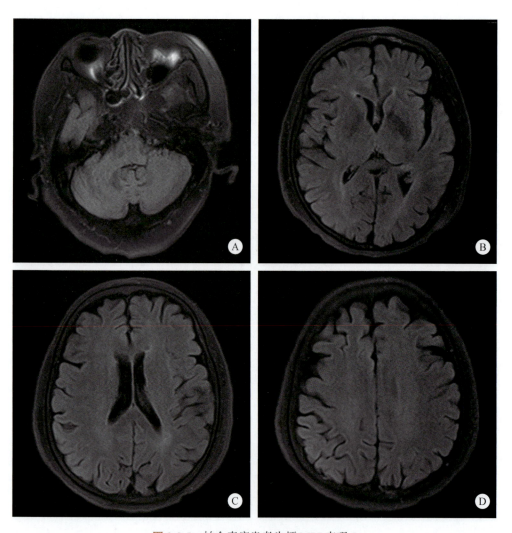

图 2-8-5　帕金森病患者头颅 MRI 表现 5

病例6 患者女性，55岁，因"情绪低落2年余，加重伴行动迟缓和左手抖动不足1年"入院。既往史：否认高血压、糖尿病病史。否认手术外伤史。否认抗精神病药物使用史。汉密尔顿焦虑量表19分，提示肯定有焦虑。MMSE 29分。MOCA 28分。入院查体：血压112/65mmHg。内科查体无特殊。神经系统查体：神志清楚，对答切题，声音低微，高级神经活动检查未见异常。脑神经检查未见明显异常。四肢肢体肌张力增高，右侧为甚，四肢肌力5级，右侧肢体可见明显静止性震颤，轻微姿势性震颤，双手轮替动作速度明显减慢。感觉系统查体未见异常。四肢腱反射对称（++），病理征（-）。颈软，脑膜刺激征（-）。站立及行走时躯干向前屈曲，行走缓慢，双上肢联带动作消失。院外头部MRI：普通三维扫描未见异常。头颅MRI（FLAIR）表现见图2-8-6。

定位：黑质纹状体系统。定性：变性。诊断：帕金森病，焦虑抑郁状态。

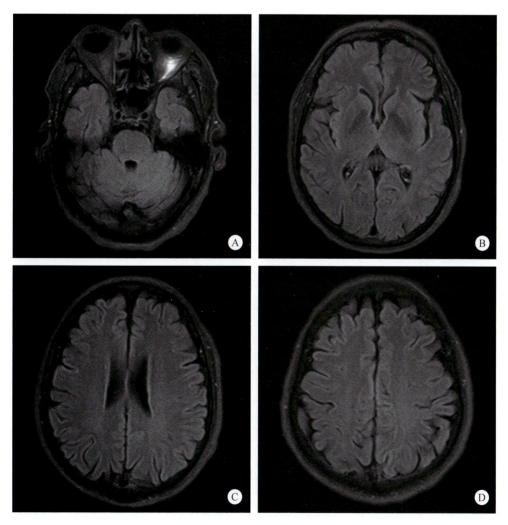

图2-8-6 帕金森病患者头颅MRI表现6

病例 7 患者男性，59岁，因"双手抖动23年，四肢抖动2年，右侧肢体僵硬1年"入院。既往史：否认高血压病、糖尿病病史。家族史：其弟弟47岁，亦有双手抖动病史20年，右手明显，10年余前诊断为"特发性震颤"。服用普萘洛尔后症状有所改善。院外头部MRI：三维普通扫描未见明显异常。入院查体：体温36.7℃，脉搏81次/分，呼吸18次/分，血压130/82mm Hg。内科查体无特殊。神清语晰，高级精神活动检查无明显异常，脑神经检查正常。四肢肌张力呈齿轮样增高，四肢肌力5级。双上肢姿势性震颤伴轻微的静止性震颤，双下肢静止性震颤，以右下肢明显，双手指鼻试验有意向性震颤。深浅感觉正常。四肢腱反射对称引出。病理征（-）。脑膜刺激征（-）。行走时躯干向前屈曲，右上肢连带动作较左侧减少，右下肢拖步，行走时步速慢、步幅小，跟尖串联试验正常。头颅MRI（FLAIR）表现见图2-8-7。

定位：黑质纹状体系统。定性：变性。诊断：特发性震颤合并帕金森病。

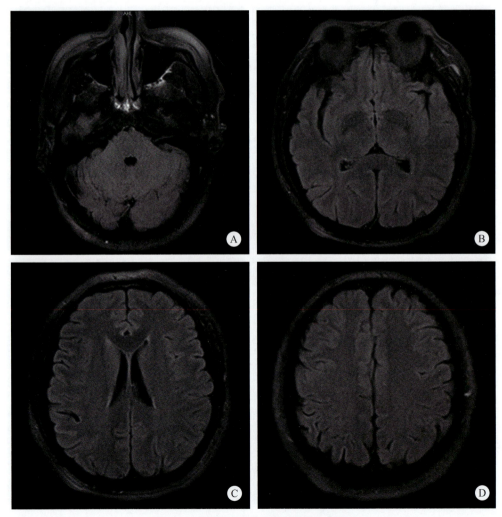

图 2-8-7 帕金森病患者头颅MRI表现7

病例 8 患者男性，69岁，因"肢体抖动伴运动迟缓10年，记忆力下降2年"入院。既往史：无特殊。门诊MMSE 21/30分：时间-3、回忆-3、视空间-1、连续减七-2。查体：神志清楚，声音低沉。定向力正常，远近记忆力、计算力均下降，理解力下降，情绪低落，检查过程中未引出幻觉。脑神经检查（-）。四肢肌张力齿轮样增高，四肢肌力正常。双手静止性震颤，双手轮替动作完成笨拙。四肢躯干深浅感觉检查未见异常。四肢腱反射检查正常，病理征（-），颈软，脑膜刺激征（-）。站立和行走时躯干前倾明显，启动困难，开步后越走越快，呈慌张步态。后拉试验（+）。头部MRI：轻度脑萎缩（图2-8-8）。

定位：黑质纹状体系统，皮质。定性：变性。诊断：帕金森病痴呆。

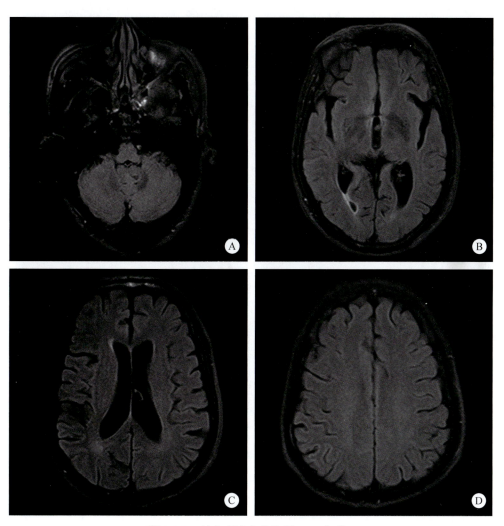

图2-8-8　帕金森病患者头颅MRI表现8

病例9 患者男性，46岁，因"进行性右侧肢体无力1年余"入院。入院查体：神志清楚，无构音不良，记忆力、定向力、计算力均正常；双侧上眼睑无下垂，眼球各向运动未见眼震，双侧瞳孔等大等圆，直径2.5mm，对光反射存在；面部感觉对称，咀嚼有力，表情丰富，双侧鼻唇沟对称；双侧咽反射存在，悬雍垂居中，伸舌正中，未见舌颤，饮水无呛咳；双侧耸肩有力；右侧上肢肢体肌张力稍高，右侧下肢肢体肌张力升高不明显，右侧腱反射（++），未见肘阵挛、髌阵挛、踝阵挛；双上肢肌力5级，双下肢肌力5级；双侧病理征（-）；右侧指鼻试验欠稳准，跟膝胫试验尚可，闭目难立征（-）。脑电图及特殊诱发未见明显异常。头颅MRI表现见图2-8-9。

诊断：帕金森病。

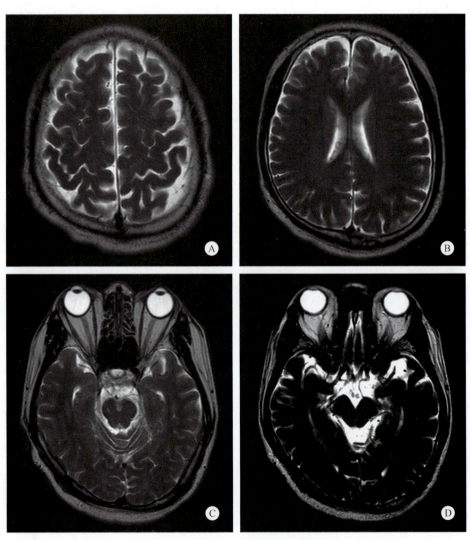

图2-8-9　帕金森病患者头颅MRI表现9
大脑显示散在白质脱髓鞘改变

病例 10 患者男性，63 岁，因"左上肢抖动 5 年，加重伴四肢乏力半年"入院。神经系统检查：神志清楚，反应迟钝，对答欠佳，表情淡漠、呆滞；时间、人物、地点定向力正常；记忆力、计算力差；双侧瞳孔等大等圆，对光反射存在，直径 3mm，双侧眼球各向活动正常，无眼震，双侧角膜反射灵敏，口角无偏斜，右侧鼻唇沟变浅，左侧上眼睑下垂；伸舌居中，舌肌震颤（-），双侧软腭上抬正常，悬雍垂居中，双侧咽反射（+）；颈软，四肢腱反射（+），四肢肌张力稍高，以双下肢明显，左侧肢体肌力 4 级，右侧肢体肌力 5 级。双侧掌颌反射正常，右侧巴宾斯基征可疑阳性；全身针刺痛觉对称正常；双侧指鼻试验、跟膝胫试验、闭目难立征、双侧轮替试验不能配合。脑膜刺激征（-），脑电图及特殊诱发未见明显异常。头颅 MRI 表现见图 2-8-10。

诊断：帕金森病。

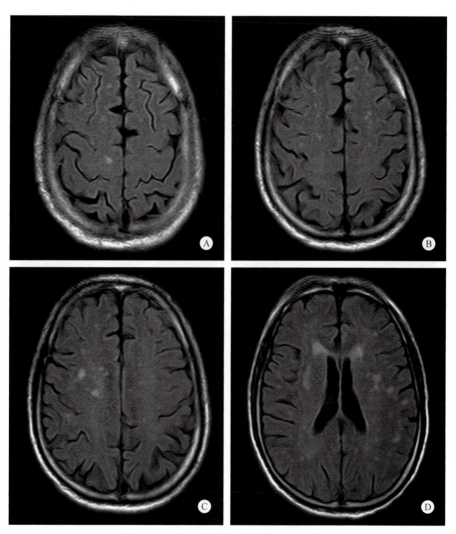

图 2-8-10 帕金森病患者头颅 MRI 表现 10

双侧额叶皮质下、半卵圆中心、侧脑室旁白质脱髓鞘改变

病例 11 患者男性，59岁，主因"肢体抖动、行动迟缓8年，加重2天"入院。既往体健，无药物过敏史。入院查体：神志清楚，身体前倾，步态笨拙，左侧轻微跛行，无构音不良；时间、人物、地点定向力正常；记忆力正常，计算力稍差；双侧瞳孔等大等圆，对光反射存在，直径3mm，双侧眼球各向活动正常，向左右及上下凝视时出现眼震，瞬目减少，面容呆板，双侧角膜反射灵敏；口角无偏斜，双侧鼻唇沟对称，伸舌居中，舌肌震颤（-），双侧软腭上抬正常，悬雍垂居中，双侧咽反射（++）；颈肌肌张力正常，四肢腱反射（+），左侧肢体肌力5-级，右侧肢体肌力5级，肌张力正常。闭目难立征（-）。双侧霍夫曼征（-），双侧掌颌反射（-），双侧巴宾斯基征（-）；双侧躯体针刺痛觉正常，深感觉粗侧可。左侧指鼻试验、跟膝胫试验缓慢，双侧轮替试验缓慢，龙贝格征可疑阳性。脑膜刺激征（-）。头颅MRI表现见图2-8-11。

诊断：帕金森病。

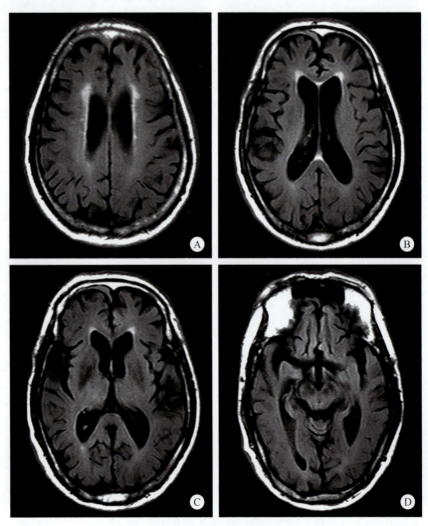

图 2-8-11　帕金森病患者头颅MRI表现11
大脑显示右白质脱髓鞘改变颅内动脉主干

第二节　帕金森病患者 CT 病例分析

病例1　患者男性，67岁，因"肢体活动不灵活、抖动、行走费力1年，加重半个月"入院。查体：神志清楚，面部表情减少，可见四肢静止性震颤；双瞳等大等圆，直径3mm，对光反射（++），双侧眼球各方向活动可，无复视，未见明显的眼球震颤；双侧额纹对称存在，伸舌居中；右侧肢体肌张力高，以右上肢明显，呈齿轮样增高，且右上肢可见静止性震颤，四肢肌力正常，右上肢腱反射（+++），右下肢腱反射（++）；双侧病理征（-），脑膜刺激征（-），无感觉障碍，无共济失调。头颅CT表现见图2-8-12。

诊断：帕金森病。

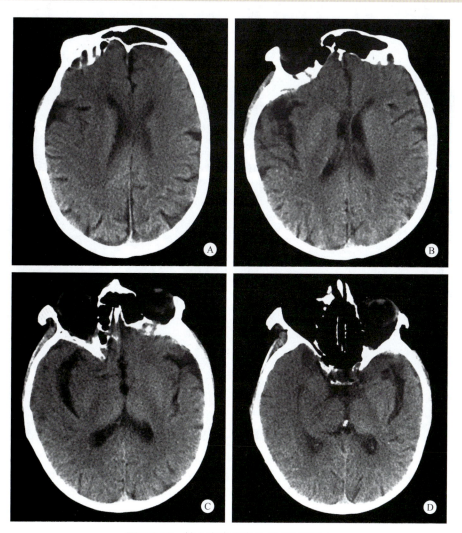

图 2-8-12　帕金森病患者头颅 CT 表现 1

两侧大脑半球、小脑实质内未见明确异常密度影，两侧脑室脑池对称，形态大小正常，脑沟脑回清晰，中线结构居中

病例 2 患者男性，72 岁，因"左上肢抖动，僵硬 14 年，右上肢不自主抖动 6 年"入院。查体：神志清楚，吐词清楚，面部表情减少；双眼活动自如，无眼震，双瞳等大等圆，直径 3mm，光反射（++）；双侧额纹对称存在，伸舌居中，可见舌肌震颤；双上肢可见静止性震颤，肌张力增高（左侧重于右侧）；双侧病理征（-），脑膜刺激征（-），无感觉障碍，无共济失调。头颅 CT 表现见图 2-8-13。

诊断：帕金森病。

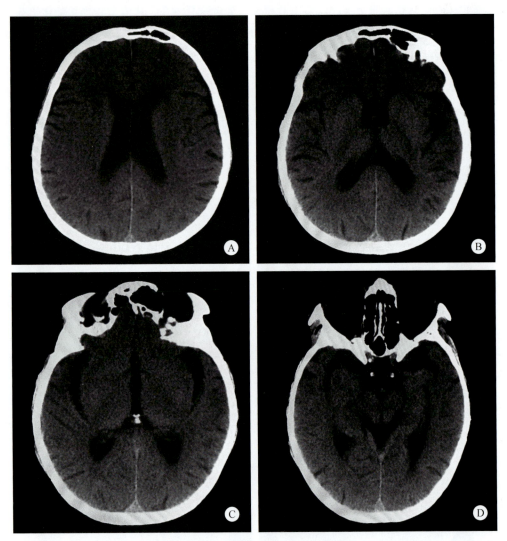

图 2-8-13 帕金森病患者头颅 CT 表现 2

两侧大脑半球、小脑实质内未见明确异常密度影，两侧脑室脑池对称，形态、大小正常，脑沟脑回清晰，中线结构居中

病例3 患者女性，65岁，因"左上肢抖动1年"入院。查体：神志清楚，吐词清楚，面部表情减少；双眼活动自如，无眼震，双瞳等大等圆，直径3mm，对光反射（++）；双侧额纹对称存在，伸舌居中，无舌肌震颤；右侧肢体肌力肌张力正常，左侧上下肢体肌张力稍高，左侧肢体肌力正常；双侧病理征（-），脑膜刺激征（-），无感觉障碍，无共济失调，查体过程中可见左手静止性震颤。头颅CT表现见图2-8-14。

诊断：帕金森病。

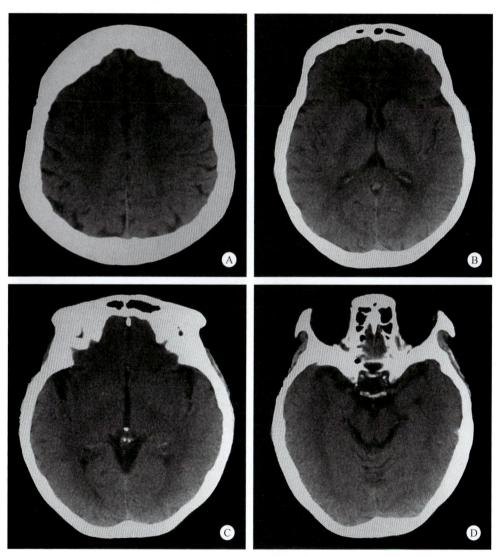

图 2-8-14　帕金森病患者头颅CT表现3

两侧大脑半球、小脑实质内未见明确异常密度影，两侧脑室脑池对称，形态、大小正常，脑沟脑回清晰，中线结构居中

病例4 患者女性，61岁，因"反复头昏，渐进性左肢体活动不灵2年"入院。查体：神志清楚，吐词清楚，表情焦虑，步态稍迟缓；双眼活动自如，无眼震，双瞳等大等圆，直径3mm，对光反射灵敏；伸舌居中，无舌肌震颤；左侧上肢肌张力稍高，左侧肢体肌力正常，屈腕时呈齿轮样增高，双手平举时可见左上肢震颤，左侧下肢肌张力稍高，右侧肢体肌力、肌张力正常；双侧病理征（-），脑膜刺激征（-），无感觉障碍，无共济失调。头颅CT表现见图2-8-15。

诊断：帕金森病。

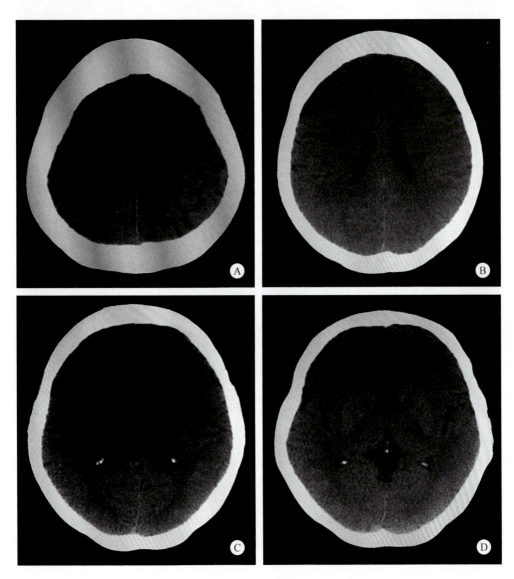

图2-8-15 帕金森病患者头颅CT表现4

两侧大脑半球、小脑实质内未见明确异常密度影，两侧脑室脑池对称，形态、大小正常，脑沟脑回清晰，中线结构居中

病例5 患者男性,82岁,因"渐进性右肢体活动不灵5年"入院。查体:神志清楚,轻度构音障碍,步态稍迟缓;双眼活动自如,无眼震,双瞳等大等圆,直径3mm,对光反射灵敏;伸舌居中,无舌肌震颤;四肢肌张力稍高,以双下肢明显,双上肢肌力5级,双下肢肌力5级;双下肢病理征(+),脑膜刺激征(-),无感觉障碍,共济失调检查欠合作。头颅CT表现见图2-8-16。

诊断:帕金森病。

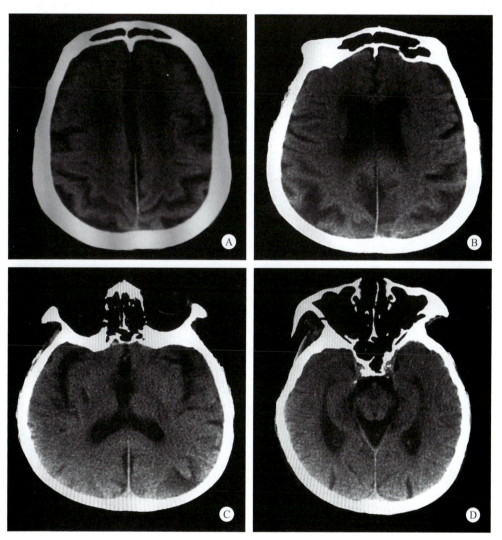

图 2-8-16 帕金森病患者头颅CT表现5

右侧基底核及侧脑室旁见片状低密度灶,两侧大脑半球、小脑实质内未见明确异常密度影,两侧脑室脑池对称,形态、大小正常,脑沟脑回清晰,中线结构居中

病例 6 患者男性，68 岁，因"左上体活动不灵 2 年"入院。查体：神志清楚，吐词清楚；双眼活动自如，无眼震，双瞳等大等圆，直径 3mm，对光反射灵敏；伸舌居中，无舌肌震颤；左侧肌张力稍高，右上肢、双下肢肌张力正常，四肢肌力 5 级；双侧病理征（-），脑膜刺激征（-），无感觉障碍，无共济失调。头颅 CT 表现见图 2-8-17。

诊断：帕金森病。

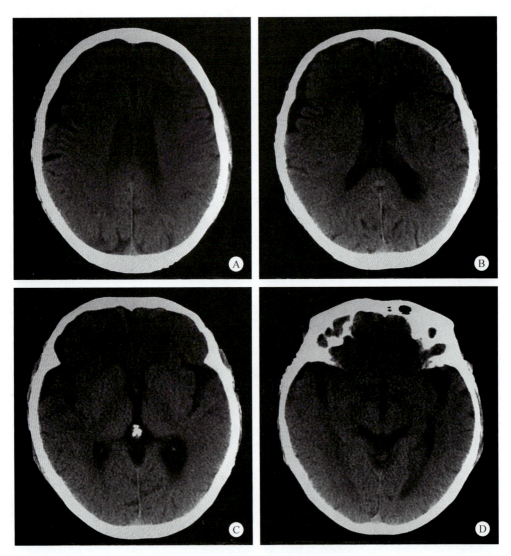

图 2-8-17 帕金森病患者头颅 CT 表现 6

大脑右侧额颞部见月形脑脊液样低密度影，双侧脑室前后角旁脑白质见斑片状低密度影，边缘不清。各脑室脑池对称，形态、大小正常，脑沟脑回清晰，中线结构居中，右侧额颞部硬膜下积液，脑白质脱髓鞘变

病例7 患者女性，76岁，因"四肢抖动，行走困难6年"入院。查体：神志清楚，吐词清楚，面部表情减少；双眼活动自如，无眼震，双瞳等大等圆，直径3mm，对光反射灵敏；伸舌居中，无舌肌震颤；肌张力呈齿轮样增高，四肢肌力5级；双侧病理征（-），脑膜刺激征（-），无感觉障碍，共济失调检查不合作。头颅CT表现见图2-8-18。

诊断：帕金森病。

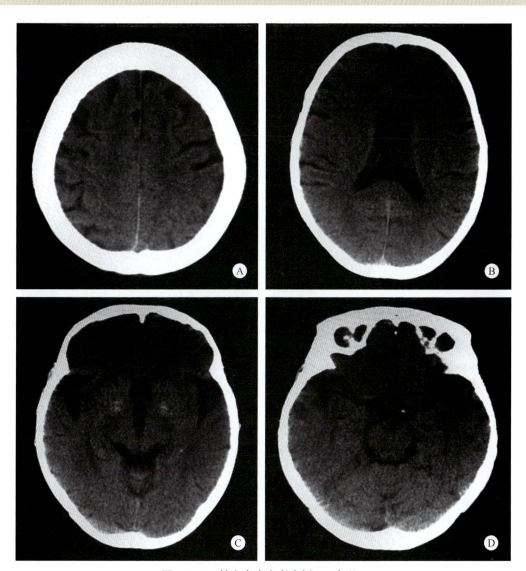

图2-8-18 帕金森病患者头颅CT表现7

两侧大脑半球、小脑实质内未见明确异常密度影，两侧脑室脑池对称，形态、大小正常，脑沟脑回清晰，中线结构居中

病例 8 患者男性，66岁，因"四肢抖动4年"入院。查体：神志清楚，吐词清楚，面部表情减少；双眼活动自如，无眼震，双瞳等大等圆，直径3mm，对光反射灵敏；伸舌居中，无舌肌震颤；四肢肌力5级，四肢肌张力增高，四肢可见静止性震颤，双下肢较双上肢明显；双侧病理征（-），脑膜刺激征（-），无感觉障碍，无共济失调。头颅CT表现见图2-8-19。

诊断：帕金森病。

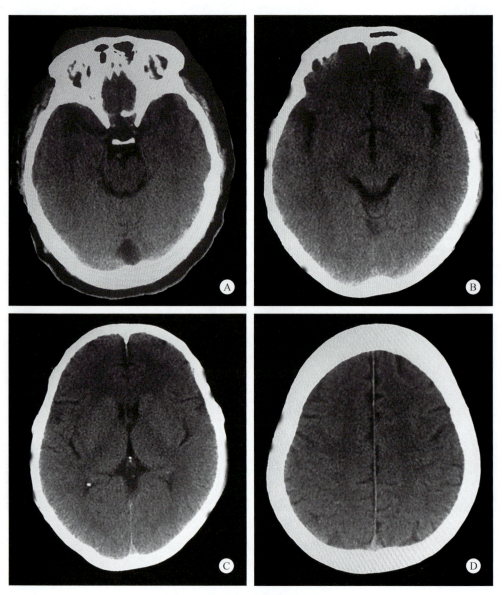

图 2-8-19 帕金森病患者头颅 CT 表现 8

大脑两侧大脑半球、小脑实质内未见明确异常密度影，两侧脑室脑池对称，形态、大小正常，脑沟脑回清晰，中线结构居中

病例9 患者女性，61岁，因"双上肢不自主抖动2年"入院。查体：神志清楚，吐词清晰，面部表情减少；双眼活动自如，无眼震，双瞳等大等圆，直径3mm，对光反射灵敏；伸舌居中，无舌肌震颤；四肢肌力5级，四肢肌张力增高，以双上肢腕部增高较明显，双上肢可见姿势性震颤，伴静止性震颤；双侧病理征（-），脑膜刺激征（-），无感觉障碍，无共济失调。头颅CT表现见图2-8-20。

诊断：帕金森病。

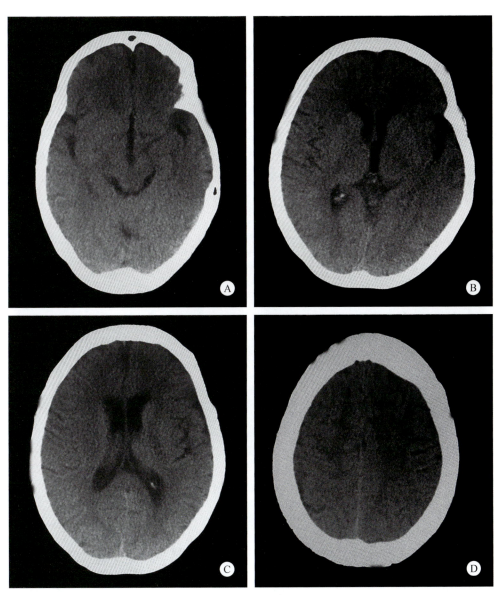

图2-8-20 帕金森病患者头颅CT表现9

两侧大脑半球、小脑实质内未见明确异常密度影，两侧脑室脑池对称，形态、大小正常，脑沟脑回清晰，中线结构居中

第三节　帕金森病患者 PET-CT 病例分析

　　FDG-PET 显像是目前用于诊断帕金森病最常用的功能分子影像。最早发现的脑葡萄糖代谢影像特征是在苍白球、壳核、丘脑、小脑、脑桥、感觉运动皮质区代谢相对升高，而在后额叶、顶枕交界区代谢相对减低。已有研究表明这种影像表现与患者临床症状、病理生理具有显著的相关性，其变化值与患者的病程、强直少动症状的严重程度呈正相关，与后纹状体的突触前多巴胺能标志物呈负相关，但是与患者的震颤程度无关，提示少动-强直和震颤具有不同的病理生理机制。有 20%～40% 的早期帕金森病患者存在认知功能障碍，前瞻性研究显示帕金森病合并轻度认知功能障碍的平均发病率为 26.7%（18.9%～38.2%），超过 75% 的患者最终会进展成为帕金森病性痴呆，因而早期识别和干预显得尤为重要。非痴呆帕金森病患者认知功能相关的代谢特点是在额叶和顶叶相关区域代谢减低，而在小脑齿状核代谢增高。这种影像特点与患者的执行、记忆力与认知功能的下降程度相关。多系统萎缩（MSA）的特点是双侧壳核和小脑的代谢减低，进行性核上性麻痹（PSP）的特点是前额叶皮质、额叶眼区、尾状核、内侧丘脑和上位脑干的低代谢，皮质基底核变性（CBD）的特点是发病对侧大脑半球的额叶、顶叶、扣带回、丘脑的低代谢和枕叶的高代谢。

> **病例 1**　患者女性，63 岁，右侧肢体抖动伴僵硬 3 年。半年来患者记忆力下降。否认其他外伤史。
> 诊断：符合帕金森病早期表现（图 2-8-21）。

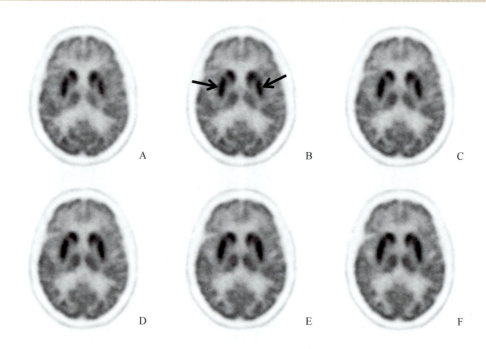

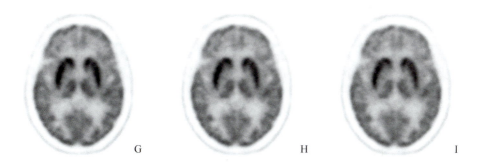

图 2-8-21 帕金森病患者 PET 影像 1

大脑皮质及小脑半球葡萄糖代谢弥漫性轻度减低，双侧尾状核、壳核及双侧背侧丘脑葡萄糖代谢相对增高

病例 2 患者女性，69 岁，语速缓慢 4 年，肢体抖动 2 年，行动迟缓 1 年，治疗后症状无明显好转。

诊断：符合帕金森病中期表现（图 2-8-22，图 2-8-23）。

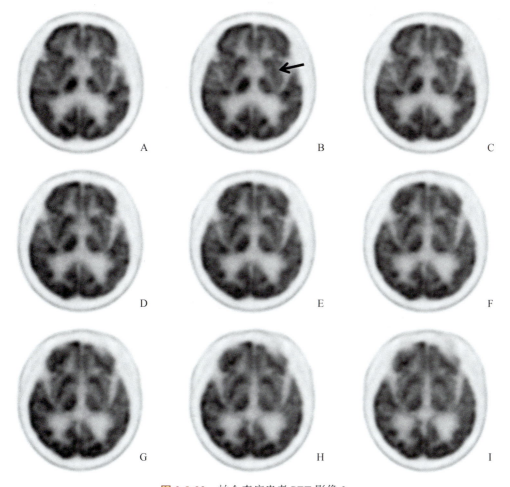

图 2-8-22 帕金森病患者 PET 影像 2

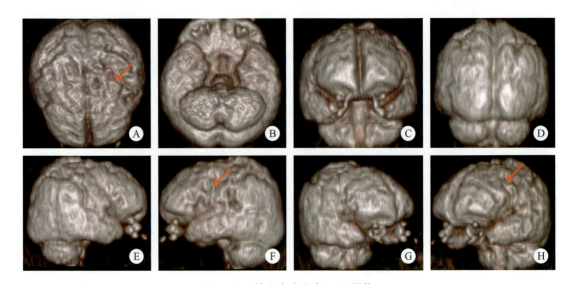

图 2-8-23　帕金森病患者 PET 影像 3

A. 上；B. 下；C. 前；D. 后；E. 右；F. 左；G. 右前；H. 左前

左侧额叶、顶叶、双侧颞叶、双侧尾状核、壳核及左侧丘脑放射性摄取减低

病例 3　患者女性，54 岁，意识障碍，时有四肢强直和不能言语、进食及水，二便失禁 1 周。查体发现昏睡状态，高级精神活动检查不配合，脑神经（-），四肢肌张力增高，肌力检查不配合，可见四肢在床上有自发活动。左下肢病理征（+）、脑膜刺激征（+）。

诊断：帕金森病表现，合并脑炎（图 2-8-24，图 2-8-25）。

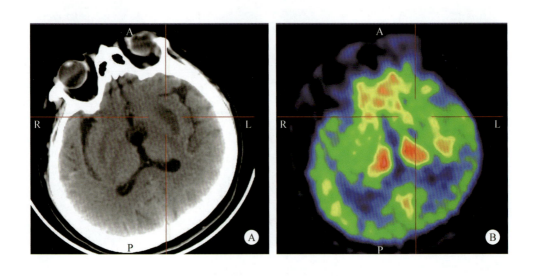

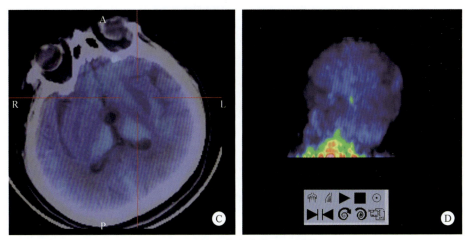

图 2-8-24　帕金森病患者 PET 影像 4

大脑各叶皮质放射性分布弥漫性减低，广泛累及两侧额叶、颞叶、顶叶、枕叶，双侧基底核放射性摄取明显减低，丘脑、脑干及双侧小脑放射性分布尚可

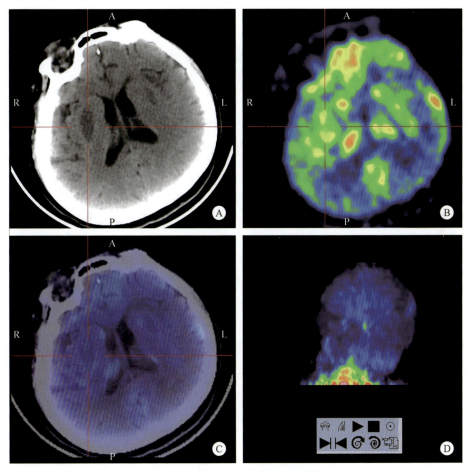

图 2-8-25　帕金森病患者 PET 影像 5

大脑各叶皮质放射性分布弥漫性减低，广泛累及两侧额叶、颞叶、顶叶、枕叶，双侧基底核放射性摄取明显减低，丘脑、脑干及双侧小脑放射性分布尚可

第九章 动物模型的建立

一、阿尔茨海默病动物模型的建立

1. **具体方法** 将20只成年雄性树鼩（体重130～150g）进行称重、麻醉，备皮消毒后固定在立体定位仪上，进行定位开孔。用刀片沿头颅正中做长1.5cm的切口，将微量注射器针头固定在前囟后7mm，中线旁开1mm，用牙科钻在针头下方钻开骨。正式实验前侧脑室注射（icv）注射墨汁确定注射位点，根据TS大脑解剖结构初步定位icv位置（前囟后7mm、中线旁开1mm、深5mm），并用立体定位仪进行墨汁的icv注射（图2-9-1A）。将针头调低并置于脑表面，然后调整立体定位仪，进针深度为5mm。并用微量泵以8μl/8min的速度进行注射，之后退针4mm并停针1分钟，操作完毕后退出针头并将其从立定仪上移到手术台。缝皮消毒后，每只树鼩按照2ml/kg注射10%的鹿醒宁（规格：500mg/支）后，放入对应编号的小笼子观察，术后3天预防性注射青霉素（20万单位/只）预防感染。行为学测试判定认识组织变化情况。

2. **组织取材** 将树鼩麻醉后仰卧位固定，在胸腹交界处，剪开皮肤，分离各层组织，剪开膈肌，暴露心包，分离各层组织，暴露心脏；将输液针头插入树鼩心左心室处，用止血钳固定；灌入0.9%的生理盐水，待右心隆起，在右心耳处剪一小口，放出血液，待肝脏变白后，灌注4%的多聚甲醛。将已灌注好的动物取俯卧位固定在解剖台上，取出大脑置于4%的多聚甲醛中后固定4小时，随后依次置于10%、20%、30%的蔗糖多聚甲醛中进行脱水固定。OCT包埋后，放入恒温切片-20℃速冻30分钟进行切片，厚度为10μm，展平后贴片于已包被的载玻片上，并用铅笔标记，并对大脑进行HE染色。

3. **实验结果** 注射5分钟后，活取树鼩，可见icv有大量黑色墨汁（图2-9-1B），并能扩散到双侧海马正下方区域（图2-9-1C），说明注射位置正确。

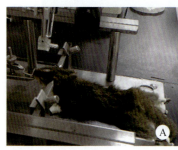 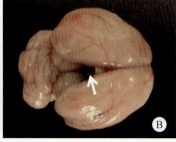 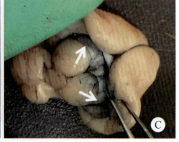

图2-9-1 树鼩icv注射位点的确定

A.树鼩被固定在大鼠脑立体定位仪上；B.icv注射墨汁后可见黑色墨汁；C.icv注射墨汁后，双侧海马区域可见黑色墨汁

完成行为学测定后，电镜检测结果显示：Aβ1-40 icv 注射 4 周后发现海马血管周围有大量绿色块状物质，并扩散到海马 CA 区和 DG（图 2-9-2A）。PBS 组海马组织未见绿色荧光物质（图片未显示）。Aβ1-40 37℃孵育 4 天后聚集形成长的相互交错的蛋白网（图 2-9-2B）。为了调查 icv 注射 Aβ1-40 4 周后海马组织是否发生阿尔茨海默病特征性改变，进行银染。结果显示：Aβ1-40 组海马组织出现淀粉样斑块和神经原纤维缠结，但 PBS 组未见异常（图 2-9-2B）。为了验证 TS 阿尔茨海默病动物模型是否成功，采用洞板实验对 TS 认知功能进行测定。结果显示：注射 0 周，PBS 组和 Aβ1-40 组所有检测指标均无显著性差异。此外，PBS 组注射 0 周到 4 周所有检测指标也均无显著性差异。与 Aβ1-40 组 2 周或 PBS 组 4 周相比，Aβ1-40 ivc 注射 4 周找完食物时间及初次－末次找完食物时间均明显延迟，错误次数明显增加，有统计学意义。与 Aβ1-40 组 0 周差异有统计学意义、2 周或 PBS 组 4 周相比，Aβ1-40 组 4 周重复次数明显下降。同时与 Aβ1-40 组 2 周相比，Aβ1-40 组 4 周初次－末次找完食物时间明显延迟差异明显（$P < 0.01$）（图 2-9-2A、C）。

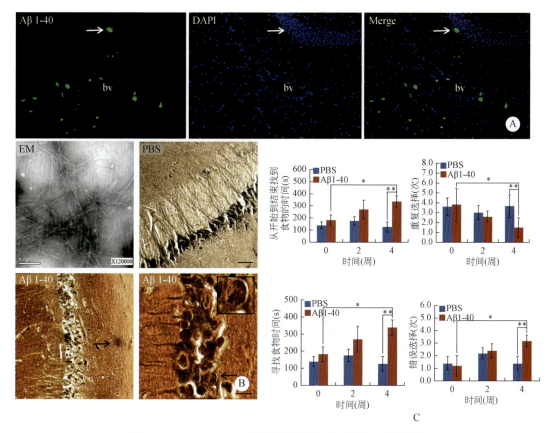

图 2-9-2 Aβ1-40-HLF 注射后海马的变化及认知功能测试

A. icv 注射 Aβ1-40-HLF 后 4 周在海马的扩散情况。绿色为 Aβ1-40-HLF，蓝色为细胞核（DAPI 阳性）。比例尺 =0.2μm；B. Aβ1-40-HLF 37℃孵育 4 天后电镜检测可见 Aβ1-40 相互交织成网状，银染箭头所指为淀粉样斑块及神经原纤维缠结，PBS 组中的比例尺 =100μm，Aβ1-40 组中的比例尺 =50μm；C. 认知功能测定柱状图。单因素方差分析决定统计学是否有意义（*$P < 0.05$，**$P < 0.01$）。bv. 血管；箭头表示 Aβ1-40-HLF 在海马中的位置；Aβ1-40-HLF. β 淀粉样蛋白 -488 荧光标记；DAPI. 4′, 6- 二脒基 -2- 苯基吲哚；Merge. 溶图；EM. 电子显微镜；PBS. 磷酸盐缓冲液［摘自林娜 .2015. 树鼩阿尔兹海默病模型建立、评估及差异基因表达谱分析 . 云南：昆明医科大学］

二、帕金森病动物模型的建立

帕金森病动物模型的建立在实验研究中有举足轻重的作用,其制作方法是单侧毁损黑质细胞。利用神经毒素6-羟基多巴(6-OHDA)对多巴胺能神经元的选择性破坏作用,将其注射到大鼠中脑可造成中脑黑质部位的多巴胺能神经元特异性损伤,用阿扑吗啡诱发后大鼠可出现类似帕金森病症状的旋转行为,其原理为注入纹状体内的6-羟基多巴可沿黑质投射至纹状体系统的纤维以逆向轴浆运输的方式被黑质细胞摄入其胞体,在胞体内经一系列生化过程产生自由基,从而发挥对黑质细胞的损伤作用。本书采用单侧纹状体内注射6-羟基多巴制作帕金森病模型的方法,将大鼠脑部立体定向,在一侧纹状体的前后两点内注射6-羟基多巴可得到稳定的大鼠帕金森病模型,并通过行为学改变予以鉴定。

1. 具体方法　成年健康SD大鼠68只,体重约180~230g,雌雄不限,随机分为两组,6-羟基多巴实验组62只,对照组6只。所有大鼠均在同一条件下常规喂养,术前12小时禁食。手术时两组动物均以3.6%水合氯醛溶液(1ml/100g)腹腔注射麻醉,常规备皮,将头部固定于立体定向仪上,常规消毒,切开头皮和皮下组织,钝性分离颅骨外膜,充分暴露前囟及右侧颅骨。将齿棒设定为-2.4mm,确定前囟坐标。根据包新民著《大鼠脑立体定位图谱》,确定右侧纹状体两个注射点的坐标。第一点坐标:前囟前1.0mm,矢状缝右侧3.0mm,硬膜下4.5mm;第二点坐标:前囟后1.0mm,矢状缝右侧4.5mm,硬膜下6.0mm。在上述选定的坐标点用微型磨钻钻颅,用微量注射器将2μg/μl的6-羟基多巴(溶于0.2%抗坏血酸生理盐水中)5μl分别注入实验组动物的上述两点,注射速度为1μl/min,注毕留针10分钟,退针速度为1mm/min,以防药液溢出。退针后常规缝合头皮,术毕腹腔注射青霉素10万U/100g。对照组在上述右侧纹状体的两点注入0.2%抗坏血酸生理盐水5μl,余处理同实验组。苏醒后两组动物均在同一环境下常规喂养。

分别在术后1、2、4、6、8、10周于颈部皮下注射0.1%阿扑吗啡(0.1ml/100g),诱发大鼠向健侧的单向旋转行为。阿扑吗啡注射后30分钟开始计数旋转行为,动物旋转时以健侧前肢或后肢为支点,身体环曲,首尾相接原地旋转,伴觅食样动作。旋转360°为1次,以旋转次数>7次/分、持续40分钟并且连续两周测试均符合上述标准者为帕金森病模型成功鼠。

2. 实验结果　实验组大鼠术后有2只死亡,其余均存活良好,未出现明确的手术并发症。术后1周可观察到偶发的旋转行为,但不超过3次/分。术后4周共有47只大鼠出现稳定的超过7次/分的旋转行为,3只未出现旋转行为,10只旋转行为<7次/分,成功率达75.8%。术后1~2周大鼠的旋转次数与4~10周相比差异有显著性($P<0.01$),4~10周大鼠的旋转次数差异无显著性。对照组术后一直未诱发出旋转行为,所有动物均存活良好,无死亡。阿扑吗啡诱发大鼠旋转行为的实验结果见表2-9-1,注射阿扑吗啡后大鼠的卷尾、竖毛症状见图2-9-3。

表 2-9-1　阿扑吗啡诱发大鼠旋转行为的实验结果（转/分）（$\bar{x} \pm S$）

组别	注射 6-羟基多巴后（周）					
	1	2	4	6	8	10
实验组	1.1±0.3	4.1±0.7	8.8±2.1	9.7±1.7	9.1±1.2	10.7±1.8
对照组	0	0	0	0	0	0

注：注射 6-羟基多巴后 1～2 周与 4～10 周相比较，$P < 0.01$。

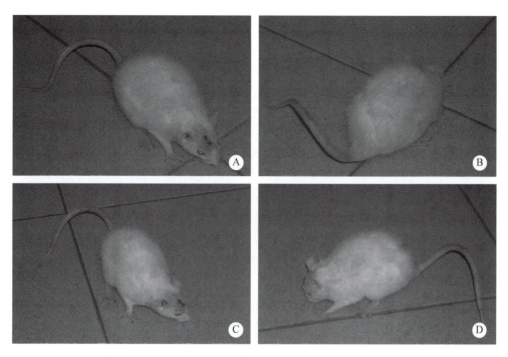

图 2-9-3　注射阿扑吗啡后帕金森病大鼠的卷尾、竖毛症状

［摘自施镇江．2005．人 β-NGF 基因修饰的荧光小鼠骨髓基质细胞脑内移植治疗帕金森病的实验研究．云南：昆明医学院］

　　本书中采用一侧纹状体内前后两点注射 6-羟基多巴制作大鼠帕金森病模型，62 只实验大鼠中有 47 只制作成功。47 只帕金森病模型制作成功的大鼠术后均存活良好，未出现明确的手术并发症，模型成功率达 75.8%。术后 1～2 周大鼠的旋转数目与 4～10 周相比差异有显著性（$P < 0.01$），4～10 周大鼠的旋转数目间差异无显著性（$P > 0.05$），说明获得了行为稳定的大鼠帕金森病模型，结果与文献报道相符，因此单侧纹状体内注射 6-羟基多巴是制作大鼠帕金森病模型的简便有效方法。

参 考 文 献

黄音. 2007. 阿尔茨海默病治疗药的市场信息研究. 长沙：中南大学.

李华. 2015. 阿尔茨海默病人临床特点及颅脑 CT 表现分析. 包头医学院学报, 31（9）：22-23.

施镇江. 人 β-NGF 基因修饰的荧光小鼠骨髓基质细胞脑内移植治疗帕金森病的实验研究. 云南：昆明医学院，2005.

王玲，朱鸣峰. 2013. 阿尔茨海默病发病机制的研究进展. 吉林医学，34（3）：531-532.

于洋，万莉红. 2017. 治疗阿尔茨海默病的药物研究进展. 四川生理科学杂志，39（4）：232-235.

张佳瑛. 2016. 磁共振 MRS 对早期阿尔茨海默病诊断的价值. 医学理论与实践，29（7）：938-939.

张新卿. 2013. 阿尔茨海默病诊断标准（2011 版）的临床应用. 中国药理通讯，（2）：22-32.

DeKosky ST，Williamson JD，Fitzpatrick AL，et al. 2008. Ginkgo evalua-tion of memory（GEM）study investin gators. Ginkgo biloba for pre-vention of dementia：a randomized controlled trial. JAMA, 300（19）：2253-2262.

Lin N，Xiong LL，Zhang RP，et al. 2016. Erratum to：Injection of Abeta1-40 into hippocampus induced cognitive lesion associated with neuronal apoptosis and multiple gene exressions in the tree shrew. Apoptosis，21（5）：641.

Watkins PS，Zimmerman HJ，Knapp MJ，et al. 1992. Hepatotox iceffects of tacrine ministration in patients with Alzheimer，s disease. JAMA，71（13）：992-998.